LA SCIENCE
DE PURGER,

DÉTRUIRE LES VERS INTESTINAUX,

ET

COUPER LES FIÈVRES INTERMITTENTES,

SANS DANGER.

Cet ouvrage se trouve,

A CLERMONT-FERRAND, chez THIBAUD-LANDRIOT,
Imprimeur du Roi,

Et chez les Libraires du Département.

IMPRIMERIE DE THIBAUD-LANDRIOT.

LA SCIENCE
DE PURGER,
DÉTRUIRE LES VERS INTESTINAUX,

ET

COUPER LES FIÈVRES INTERMITTENTES,

SANS DANGER;

Suivie d'un précis des médicamens convenables, avec leurs doses exactes; d'un procédé nouveau pour la conservation des sangsues, et d'un dictionnaire abrégé des termes scientifiques employés dans le cours de l'ouvrage;

Offerte aux hommes de l'art qui ne connoissent pas la médecine dite de Broussais, aux gens du monde qui s'occupent un peu de médecine, et plus particulièrement aux dames religieuses vouées au service des pauvres malades;

Par G. J. Aug^{te} BONHOURE,

Médecin à Pontaumur, (Puy-de-Dôme), ancien élève interne de l'Hôtel-Dieu de Clermont-Ferrand, ex-chirurgien d'armée.

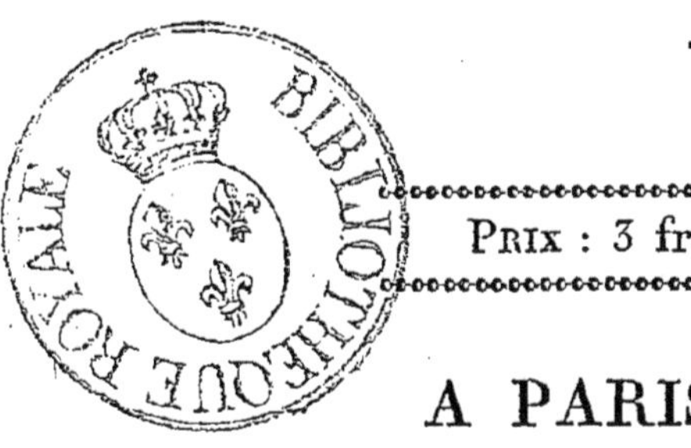

Plus fait doulceur que violence.
Ambroise PARÉ.

PRIX : 3 fr.

A PARIS,

CHEZ GABON ET Cie, LIBRAIRES,

RUE DE L'ÉCOLE-DE-MÉDECINE.

A MONTPELLIER,

Chez les mêmes, Grand'Rue, n° 321.

1825.

A MADAME

MARIA IVANNA, *

ÉPOUSE DE M. CHERFOGLIO, ITALIEN,

NÉGOCIANT A MOSCOW.

Madame et chère bienfaitrice,

Près de huit cents lieues me séparent de vous depuis plus de dix ans, sans que vous ayez cessé un seul instant d'être présente à mon cœur et à ma pensée : combien seroit grand mon bonheur, si je pouvois un jour vous revoir et vous témoigner ma vive gratitude, pour tous les bienfaits que mes infortunés compagnons de captivité ont reçus de vous; sans compter ceux que je ne saurois assez apprécier, dont je fus personnellement l'objet !.... On a payé naguère en France un juste tribut d'admiration à l'héroïsme des dames de Saint-Vincent de Paule, qui, de leur plein gré, et par un mouvement spontané, se sont dévouées au secours

---

* Née russe d'un père italien.

des malheureux habitans de Barcelonne. Ah! dans quelle extase ne doivent pas être les objets de votre bienfaisance, en se rappelant avec quel courage et quelle sérénité, vous parcouriez chaque jour les salles de l'hôpital des enfans trouvés de Moscow, où un trop grand nombre de Français, atteints de l'horrible typhus, succomboient sous le double fardeau des chagrins et de la maladie! Ce ne fut point une oisive curiosité qui vous conduisit auprès de ces infortunés guerriers, ce fut le désir de la bienfaisance, ce fut la bienfaisance la plus active.

Quelle abnégation!.... quel courage inouï!!!... Les représentations d'un estimable époux, les prières des plus chers amis, l'épidémie la plus meurtrière, l'aspect enfin du danger le plus imminent, rien n'arrêta votre intrépide bonté!!!.... O femme plus qu'humaine, les païens vous eussent déifiée!... hélas, ma foible voix ne transmettra pas même votre nom à la postérité!... Mais une plus belle récompense vous attend dans une autre et meilleure vie, de la part de celui qui seul sait récompenser de telles actions ; de la part de celui qui, par vos soins, m'a rendu une existence prête à s'évanouïr.

Agréez, ô ma bienfaitrice! ô ma seconde mère! l'hommage de ce modeste ouvrage, et des sentimens de respect et de reconnoissance avec lesquels je suis, pour la vie,

MADAME,

Votre très-humble serviteur,

BONHOURE.

Le fait ci-dessus peut au besoin être attesté par M. Aubry, de Mirecour (près Nancy), capitaine au 12e chasseurs à cheval; par M. Blondel, habitant de Paris , rue ou faubourg St-Martin , officier au 3e cuirassiers (amputé à la cuisse); par M. Couliet , officier au 108e , des environs de Meaux (en Brie), qui, ainsi que moi , se trouvoient à cette époque à l'hôpital susdit , et sont rentrés en France.

Lors de la retraite de l'armée française , il se trouvoit dans cet hôpital une trentaine d'officiers blessés et fiévreux , quatre officiers de santé et un pharmacien malades; l'un des officiers de santé (M. Leroyer , de Caen , en Normandie), fut emmené à la campagne par le capitaine des gardes russes Cripsoph , blessé d'une balle au coude; tous les autres officiers ou chirurgiens sont morts du typhus , et cela en l'espace d'un à deux mois (du 22 octobre 1812 , époque de la retraite , jusqu'en décembre). Les sieurs Blondel et Couillet ne subirent pas la maladie. Je puis donc dire que des officiers il ne s'est échappé que M. Aubry et moi.

Il y avoit dans cet hôpital , mais dans une pièce séparée , un sieur Gazot , avec son fils , l'un et l'autre employés au train des équipages auxiliaires. Ce M. Gazot est un Picard , qui , je crois , est domicilié à Paris. Sur plus de quatre mille sous-officiers et soldats , je n'en ai revu , lorsqu'on nous envoya sur les frontières de Sybérie , qu'une soixantaine ; il en restoit environ une vingtaine à l'hôpital de la Forte , pour cause de maladie scorbutique; tous les autres avoient péri pendant l'hiver.

A l'hôpital *Galitcin* , se trouvoient les officiers ci–dénommés , qui peuvent garantir le fait , car ils en furent pour ainsi dire témoins oculaires.

Les sieurs Herberg , chef de bataillon au 105e de ligne ;
Gossin , lieutenant au 108e , dont la famille habite Bar-le-Duc ;
Renaud , de Marseille , lieutenant au 48e ;
Benoît , de Rodez (Aveyron), lieutenant au 48e ;
Ducrony , lieutenant au 111e ;
Duchemin , adjudant au 24e ;
Delépine , officier au 10e chasseurs ;
Bénarovitz , lieutenant au 4e chasseurs , Polonais ;
Comoy , officier de santé (Franc–Comtois);
Olivier , de Langres , *idem ;*
Delaunay , de Tours (Tourraine), *idem :* ce chirurgien est , je crois , resté en Russie ;
Rogerie (du Limouzin), *idem ;*
Wanbec , pharmacien , Hollandais ;
Benoît , *idem* , Français.

J'ai perdu une liste détaillée des officiers morts aux enfans trouvés de Moscow; voici pourtant ceux dont je me rappelle le plus positivement:

MM. Juvenot , capitaine de dragons; je le crois natif de Vervins ou Louvain ;
Leprince , capitaine au 48e de ligne ;
Fournier , de Vic-le-Comte (Puy-de-Dôme), aussi capitaine au 48e de ligne ;

1. *

(4)

Leva, lieutenant au même régiment;

Buxière, *idem*, *idem*.

Marion, de Clermont-Ferrand, officier du 15e léger;

Demontpeyzat, capitaine de la 12e compagnie du train des équipages, habitant de Paris;

Schemitt, capitaine au 15e de ligne;

Vignon, capitaine d'état major;

Guchen, chirurgien aide-major, d'un mérite distingué;

Vimeux, chirurgien sous-aide, d'une ville peu distante de Paris.

Il y avoit de plus un M. Riant, chirurgien sous-aide, Parisien, qui disparut je ne sais comment, peu de jours après la retraite de l'armée.

Je ne dois pas omettre M. Pierre-Ferdinand de l'Armoyer, officier de dragons, décédé à Nolinski, à l'âge de vingt-un ou vingt-deux ans, d'une maladie de poitrine. Cet officier avoit été fait prisonnier de guerre à Koënigsberg, en Prusse, et conduit vers la Sybérie, avec d'autres Français. Il étoit natif de Paris, à ce que je crois.

Cette note est donnée dans l'intérêt des parens de ces victimes de la guerre.

AVANT-PROPOS.

Privés, ou, disons mieux, exempts des moyens de distraction qui se succèdent à tout moment pour l'habitant d'une cité, plus libres dans les loisirs que nous laisse une pratique trop souvent incohérente, nous nous livrons, avec tout le plaisir de Corvisart, à l'étude d'une science qui désormais n'a pour nous que de l'attrait.

Mais si le savant médecin que nous venons de nommer, se plaignoit de rencontrer, dans la pratique, des aspérités dont le travail du cabinet lui sembloit exempt, combien aussi n'avons-nous pas à nous plaindre de ce que nous souffrons au même égard : malades chez lesquels la nature épuisée n'est presque plus susceptible d'efforts, luttes continuelles contre des erreurs et des préjugés les plus singuliers, et contre l'ignorance et la sottise les plus crasses, sans compter ces courses nocturnes par les temps et les chemins les plus mauvais.

Est-ce donc tout? ne faut-il pas qu'après s'être épuisé, pendant une heure entière, à expliquer ses ordonnances, l'on ait la douleur d'apprendre que le plus souvent elles n'ont été que très-imparfaitement exécutées, parce qu'elles n'ont point été bien comprises ? Que de gens n'écoutent qu'avec les yeux !

La misère, l'ignorance et même l'avarice, sont ici nos grands antagonistes, et nous ne sommes, en conséquence, appelés le plus souvent auprès d'un malade que par l'effet de ce respect humain qui impose ses lois à la classe la plus agreste comme à la mieux civilisée. Il ne nous arrive donc de faire tout le bien dont nous nous sentons capables, que bien rarement et comme par hasard.

Nous n'avons pourtant pas toujours affaire à la seule classe agricole ; nous pouvons parfois donner à notre savoir tout l'essor dont il est susceptible. Des personnes d'un rang élevé nous font l'honneur de nous consulter ; mais, il faut le dire franchement, quelques-unes de ces personnes même ont leur système médical plus ou moins absolu, plus ou moins erroné, plus ou moins pénible à combattre.

Ayant donc, dans nos loisirs, la liberté de réfléchir à tout cela, et voulant utiliser, pour l'humanité, des momens que nous aimons à lui consacrer, nous allons confier au papier quelques notions que nous croyons d'un grand intérêt pour elle. Ce qui nous détermine à cette action, c'est l'axiome de notre célèbre Desault : *Occidit qui non servat.*

L'exposition simple d'opinions qui ne sont que

les résultats de faits matériels, nous tiendra lieu de cette brillante dialectique par laquelle souvent le lecteur peut être séduit, sans éprouver cette persuasion intime qui fait l'unique satisfaction de l'ami du vrai, du naturel.

Nous croyons devoir, avant d'entamer notre sujet, faire une digression au moyen de laquelle les personnes étrangères à l'art de traiter les maladies, saisiront mieux le but que nous nous proposons d'atteindre.

Les modifications établies depuis peu dans la pratique de la médecine, ont donné lieu au public de s'étonner, et ont jeté quelques personnes dans un doute et une hésitation pénibles, au sujet de leur médecin. Si, dans une société, l'on parle d'un médecin, ce n'est pas sans demander de quel système il est. Qu'on ne s'alarme pas tant, si les nouveaux modes de traitement ont semblé étranges, le médecin vraiment éclairé n'a jamais cessé d'être prudent. A l'aide d'un sage éclectisme d'observation, il a su tirer parti des découvertes, au bénéfice de ses malades; mais il n'a jamais donné aveuglément dans aucun système exclusif.

Une manière toute nouvelle (nous sommes tentés de dire sublime), de considérer et de traiter les maladies, est venue couvrir de son influence le monde médecin. Cette méthode a reçu de son auteur le nom de médecine physiologique.

Un jeune médecin en chef d'un hôpital militaire, se trouvant conséquemment bien posté pour faire de nombreuses observations, résolut de mettre à profit tout l'avantage de sa position pour son instruction et pour l'humanité. Il s'aperçut que les traitemens de certaines maladies n'amenoient pas tous les résultats qu'on étoit fondé à en attendre, et mit tous ses soins à en découvrir les causes. Il observa avec beaucoup d'attention les modifications qu'apportoient aux maladies les divers remèdes dirigés contre elles. Il vit, dans de nombreuses autopsies cadavériques, que les organes les plus ordinairement marqués des traces de la maladie, étoient, surtout dans la nombreuse classe des fièvres, les organes de la digestion. Quoi ! s'écria-t-il, les remèdes que nous dirigeons contre ces maladies, ont-ils donc assez d'activité pour en fixer, comme par métastase, le siége principal, sur les organes chargés de les élaborer?... Ce premier trait suffit, comme on peut bien le croire, pour le mettre en défiance contre la médecine agissante. La médecine pure d'Hippocrate lui parut être celle qui méritoit la préférence. Il devint donc médecin expectant ; il observa la marche des maladies débarrassées des entraves de l'art agissant ; il vit les périodes se succéder d'une manière plus ou moins régulière, et les crises arriver d'une manière favorable ou funeste.

Ainsi, il perdit beaucoup moins de malades ; mais, par la nécropsie de ceux qui moururent, il découvrit des traces morbifiques tout-à-fait analogues à celles qu'il avoit précédemment observées. Ces lésions et la commémoration des symptômes morbifiques locaux ou généraux, qui en étoient la manifestation, furent pour l'habile docteur, autant de nouveaux traits de lumière, à la source desquels ses connoissances physiologiques le firent bientôt remonter. Toutes ces fièvres diverses, s'écria-t-il, ne sont donc que l'expression de la même lésion organique, des groupes de symptômes réunis par les observateurs, propres à en faciliter l'étude, mais n'exprimant que le degré d'intensité, de gravité de la lésion, et le plus ou le moins de sympathies développées.

Traiter ces maladies par des modificateurs irritans, c'est manifestement les aggraver ; les abandonner aux seuls soins de la nature, c'est laisser souvent le malade succomber, ou au moins contracter des lésions plus ou moins préjudiciables. Le mal étant bien connu, son siége bien manifesté, il est donc facile de l'attaquer et de le détruire, s'il est attaquable et destructible.

Il est vrai que l'inflammation, cause productrice de la maladie, est, dans un grand nombre de cas, accompagnée, entourée, pour ainsi dire, du cortége imposant et terrible de l'ataxie et de l'adynamie. Peut-on, en de semblables circonstances, ne s'attacher qu'à l'inflammation ?...... L'indécision ne fut pas longue, et la question fut bientôt résolue en faveur de l'affirmative. De fait, toutes les fois que la maladie est attaquée dès son principe, le traitement s'opposant à son développement, rend superflue toute crainte relative aux accidens secondaires qui n'arrivent pas ; et, quand elle n'est prise qu'à son entier développement, un traitement antiphlogistique, combiné avec quelques moyens dérivatifs ou révulsifs, adaptés aux diverses indications, fait bientôt disparoître tous les symptômes accessoires.

Après un certain nombre d'expériences, le sagace docteur fut pleinement convaincu, qu'ainsi qu'une inflammation développée à l'extérieur, les inflammations de l'intérieur réclament un traitement antiphlogistique, et même, à plus forte raison, puisque les organes sur lesquels elles sévissent alors, sont d'une bien plus grande délicatesse. Tous les symptômes qui accompagnent une inflammation de l'intérieur, ne font que prouver la gravité du mal, et le plus grand nombre des relations sympathiques des viscères.

M. *Broussais* put dès lors s'écrier comme Archimède : *Je l'ai trouvée !* Il observa et expérimenta de nouveau; les plus heureux succès comblèrent son espérance... En falloit-il davantage? oui, pour affermir l'édifice de sa gloire : s'appuyer des opinions des auteurs des temps anciens et modernes, qui ont le plus approché de la vérité, et par conséquent fait le plus de bien à l'humanité; compulser, commenter leurs observations et leurs opinions; faire ressortir naturellement ce qu'elles contiennent de plus semblable à la nouvelle doctrine : telle étoit la pièce à l'appui qu'il falloit produire, et que le génie heureux de notre novateur produisit en effet. Il fit plus, il rendit à chaque auteur la justice qui lui est due; montra quels étoient les obstacles qui lui avoient empêché de découvrir la vérité, et la distance jusqu'à laquelle il s'en est approché. Bichat, l'immortel Bichat, parmi nos contemporains, est sans doute celui qui s'est approché le plus près de son sanctuaire; aussi lui fut-il accordé le tribut d'éloges et de louanges qu'il mérite si justement. L'on est forcé d'avouer que si cet illustre physiologiste n'a pas franchi la barrière qui le séparoit du précieux sanctuaire, il n'en a probablement été empêché que par ces siècles d'observation qui lui sembloient un obstacle invincible. Peut-être se fût-il décidé à les braver ces siècles imposans, si la faux homicide ne l'eût ravi, à la fleur de ses ans, à la science, à l'admiration des savans, et à l'humanité. Ses travaux avoient du moins frayé le sentier, sans lequel peut-être nous ne jouirions pas du bienfait de la médecine physiologique.

La médecine est donc parvenue à ce degré supérieur duquel elle peut entrevoir le point de perfection. Quelle reconnoissance ne doit pas tout médecin judicieux à celui qui lui a fait faire un tel progrès ! Nous ne saurions nous dispenser de regarder comme ignorant ou comme audacieux tout médecin qui se feroit un plaisir de dénier la gloire du professeur Broussais. Cependant, dépouillés de tout enthousiasme irréfléchi, nous ne saurions nous abstenir de penser que peut-être cet homme illustre, ébloui lui-même de l'éclatante lumière qu'il a répandue sur le diagnostique des maladies, a pu outrepasser quelquefois les bornes d'une thérapeutique rationnelle?... Quoi qu'il en soit, dépourvus que nous sommes d'une expérience suffisante, nous n'osons rien préjuger à cet égard, et nous attendons tout des lumières de ces savans zélés, auxquels sont remis, avec les intérêts précieux de la science, ceux non moins sacrés de l'humanité. Nous voyons, avec une satisfaction bien douce, que tous les hommes de l'art reconnus comme les plus habiles, ont, sinon adopté complétement la nouvelle métode, du moins modifié sensiblement les anciennes sur celle-ci : ce dont ils ont chaque jour à se louer davantage. Ce qu'il y a encore de flatteur pour nous au même égard, c'est que parmi les antagonistes décidés de la nouvelle doctrine, on ne compte que peu ou point de ces hommes dont le talent a mûri dans la grande pratique des hôpitaux et des vastes cités, tandis qu'on y voit figurer de vieux empiriques et quelques jeunes docteurs musqués ; les premiers enfoncés dans les ornières d'une routine, dont leur courte vue ne leur permet pas de sortir ; les autres, bouffis d'une érudition surabondante et confuse, dont ils sont tellement aveuglés, qu'ils ne peuvent voir qu'avec dédain, le simple, le naturel de cette doctrine ; ils opposent une logique captieuse à des faits avérés, comme si Bacon et Condillac pouvoient fournir des armes contre la médecine pratique la plus rationnelle ; enfin, comme si la raison pouvoit être anéantie par le raisonnement (1) !

Placé dans un poste éminent, semblable au fanal qui dirige les nautoniers vers le port, le professeur du Val-de-Grâce, voit ses lumières se

---

(1) On peut dire en général que les antagonistes de Broussais sont des hommes paresseux, qui ne veulent pas se donner la peine d'étudier la nouvelle doctrine, et des hommes superficiels qui ne font qu'effleurer tout ce qu'ils étudient, aimant mieux s'en tenir à l'absurdité établie qu'à la vérité contestée.

disperser, non-seulement sur le sol de sa patrie, mais encore jusque dans les régions les plus loin-taines. Tous les regards du monde médecin sont fixés sur lui ; des praticiens éblouis de l'éclat de ce brillant flambeau, manifestent leur admira-ration avec tout l'enthousiasme du fanatisme ; d'autres, sur les yeux desquels est appliqué le bandeau de l'ontologie, refusent de le soulever pour voir clair : *oculos habent et non videbunt.* Mais peu à peu les extrêmes se rapprocheront ; la critique sévère et judicieuse, qui est appelée à terminer la lutte, l'empêchera de dégénérer en guerre de Liliputiens.

LA SCIENCE
DE PURGER,

DÉTRUIRE LES VERS INTESTINAUX,

TONIFIER

ET COUPER LES FIÈVRES INTERMITTENTES,

SANS INCONVÉNIENS.

⸻ ❦ ⸻

A M. DE ✢✢✢.

Monsieur,

Vous aimez à raisonner médecine, mais vos idées sur ce point sont loin d'avoir une direction conforme au rationnel de cette science : pardonnez-moi le ton tranchant avec lequel je m'exprime ; il ne diminue en rien le respect que je porte à votre personne, et je ne puis consentir à vous témoigner que ce que je pense. Vous avez pu d'ailleurs vous apercevoir dans nos entretiens, que la franchise fait en tout la base de mon caractère ; j'approuve justement ce que vous dites de bon en médecine ; je rectifie ce qui me paroît entaché d'erreur, et je blâme, sans ménagement, ce qui est faux, pernicieux.

Notre dernier entretien roula encore sur la médecine. Vous vous étonnâtes que je me permisse de blâmer certaine purgation que l'on avoit administrée à l'un de vos domestiques ; vous fîtes à ce sujet une plaisanterie à laquelle les personnes de la société nombreuse que vous aviez réunie ce jour-là, prirent une part active. Je pris, pour le moment, le parti de rire avec toute la société : que pouvois-je faire de mieux ?

Maintenant je vais entreprendre votre conver sion complète. Je ne veux pas vous empêcher de rire des ridicules des médecins, mais bien vous apprendre à porter un respect parfait à une science de laquelle vous ne pouvez en effet vous jouer sans danger.

Rien de commun comme ces opinions, ces décisions absolues, qu'on se permet journellement d'émettre sur le compte de la médecine. Hélas ! tout ce qu'il y a de plus précieux aux hommes sera donc sans cesse le but de leurs railleries ? tout ce qu'il y a de plus obscur pour la multitude, l'objet de leurs jugemens téméraires ?

Oui, Monsieur, la science de la santé est vaste et profonde ; elle demande des études nombreuses, continuelles, et l'homme n'a pas assez de la vie entière pour la connoître à fond. Pourquoi nos philosophes ont-ils voulu la tourner en ridicule, ne la connoissant point ? Cette science peut-elle donc être simple, tandis qu'elle est faite pour une machine dont les diverses pièces et les ressorts sont les plus multipliés, les plus compliqués ?

pliqués ? Peut-on constamment appliquer **un** traitement unique, à des maux dont les symptômes sont si multipliés ?

On reproche à la médecine de ne pas être une science claire, exacte. Que ne fait-on le même reproche à la jurisprudence, à la tactique, à l'art nautique, etc., etc.? Pour ne pas avoir tout le degré de précision désirable, en est-elle moins la science humaine la plus précieuse aux hommes ?..... D'anciens peuples, probablement autant ou plus sages que nous, lui décernèrent les honneurs de la divinité, tandis que de nos jours elle se voit réduite à chercher des défenseurs.

Montaigne, Rousseau et tant d'autres ont épuisé tous les traits de la satire contre la médecine et les médecins : le dernier fait pourtant une espèce de rétractation, lorsqu'il dit à Bernardin de Saint-Pierre : « Si je faisois une nouvelle édition de mes ouvrages, j'adoucirois ce que j'ai écrit des médecins; il n'y a pas d'état qui demande autant d'étude que le leur : par tout pays ce sont les hommes les plus véritablement savans (Etudes de la nature). »

Nous en étions donc à notre dernier entretien sur l'article des purgations : vous prétendiez qu'une purgation qui avoit évacué beaucoup de bile, beaucoup de glaires, etc., ne pouvoit qu'avoir débarrassé d'autant les entrailles du malade, et ne lui avoit fait conséquemment que du bien. Je prétendois, moi, que vous n'aviez qu'à lui faire donner une seconde médecine le lendemain , la purgation recommenceroit de plus belle ; que vous pourriez même, en insistant sur l'emploi des purgatifs, produire pareil effet huit jours de suite et plus ; que les personnes atteintes de diarrhée purgeoient pendant des mois, des années même ; et qu'on ne concluoit pas de là que les humeurs fussent en surabondance dans leurs intestins : *ubi stimulus, ibi affluxus.*

Mais je m'aperçois que pour vous parler médecine, je me vois forcé, soit par l'habitude, soit pour éviter de longues périphrases, de me servir du langage technique de mon art. Je veux, 1°. vous faire une description claire et précise, quoique briève, des organes principaux de la digestion, sur lesquels portent immédiatement les modificateurs purgatifs. Sans le secours des sciences exactes sur lesquelles est basé cet art, il seroit impossible de faire une médecine rationnelle. Vous en serez juge vous-même quand vous connoîtrez l'anatomie et la physiologie du conduit alimentaire. 2°. Je placerai à la fin de cette notice un dictionnaire abrégé de tous les termes scientifiques dont je serai obligé de me servir, afin que vous puissiez facilement me comprendre.

ANATOMIE ET PHYSIOLOGIE DU CONDUIT ALIMENTAIRE OU DIGESTIF.

Procédons du simple au composé, et faisons d'abord la description des membranes qui entrent dans la formation de ce tube.

On donne en général le nom de membranes à des espèces de toiles souples, plus ou moins élastiques, variables dans leur structure et dans leurs propriétés vitales, destinées en général à élaborer, à sécréter, à exhaler certains fluides, à isoler, à envelopper ou à former d'autres organes. Bichat a divisé les membranes en simples et en composées. Nous ne parlerons ici que de celles qui entrent dans la composition des organes dont nous nous occupons ; elles sont du nombre des simples de cet auteur.

Membrane muqueuse.

Cette membrane a aussi été nommée folliculeuse par M. le professeur Chaussier. Elle est ainsi nommée (muqueuse), à cause du fluide muqueux qui en lubrifie continuellement la surface libre. Elle tapisse tout l'intérieur du conduit digestif, depuis la bouche jusqu'à l'anus. (Nous ne traiterons pas des prolongemens qu'elle envoie aux narines, et de là, par le canal nasal, à l'œil, à la trompe d'Eustachi et à l'oreille interne, au larynx et aux bronches.) Cette membrane est partout en rapport avec des substances hétérogènes à l'animal ; elle forme une sorte de peau interne, et a avec la peau des rapports frappans d'organisation, de fonctions et de propriétés vitales. Elle est composée d'un chorion, qui en forme la partie principale, de papilles, d'un épiderme ; elle est parsemée d'une grande quantité de follicules ou cryptes, petits corps de forme ronde ou lenticulaire, creusés dans leur intérieur, et formant le mucus qu'ils laissent échapper par une étroite ouverture. Elle reçoit une très-grande quantité de vaisseaux artériels, veineux et lymphatiques, des nerfs, etc.

Membrane musculeuse.

Celle-ci est un composé de fibres charnues, disposées en zoones circulaires, plus ou moins obliques et en couches longitudinales, dirigées en sens inverse des premières. L'usage de cette membrane est de donner aux parties où elle est placée la force et la contractilité. C'est par son moyen que l'œsophage, l'estomac et les intestins se contractent, font avancer ou reculer les substances qu'ils contiennent (mouvemens péristaltiques ou antipéristaltiques).

Membrane séreuse.

Celle-ci est essentiellement formée, selon le célèbre professeur Chaussier, de capillaires séreux. Elle est transparente, mince et composée d'un seul feuillet. L'une de ses surfaces adhère à l'estomac et aux intestins, dans la formation desquels elle entre; l'autre est lisse, polie, villeuse et humectée d'un fluide séreux. Dans sa totalité, c'est une espèce de sac sans ouverture, qui tapisse tout l'intérieur du ventre, et favorise ainsi le glissement des organes qui y sont contenus, les uns sur les autres; c'est l'intermédiaire des vaisseaux exhalans et absorbans, où la lymphe, en sortant de l'un, séjourne quelque temps avant d'entrer dans l'autre. Cette mem-

brane se replie et forme des gaines et des conduits, a différens nerfs et vaisseaux, en sorte
que ces vaisseaux et ces nerfs ne sont réellement
pas contenus dans sa cavité, bien qu'ils le paroissent au premier abord. Elle ne jouit, dans
l'état naturel, que de la sensibilité organique.
On la reconnoît communément sous le nom de
membrane péritonéale ou de péritoine.

De la bouche.

C'est une cavité à peu près ovale, comprise
entre les deux mâchoires, interceptée latérale-
ment par les joues, circonscrite en devant par
les lèvres, en arrière par le voile du palais et
par le pharynx, en haut par la voûte palatine, en
bas par la langue. Sa direction, chez l'homme,
est horizontale ; son diamètre vertical est exposé
aux plus grandes variations en raison des mouvemens de la mâchoire inférieure. L'antéro-
postérieur est plus fixe et ne varie que par le
mouvement des lèvres. Le transverse est dans le
même cas, puisqu'il est limité par les joues. Les
parois de la bouche ainsi que la langue sont
tapissés par la membrane muqueuse commune.
La bouche présente deux ouvertures ; l'une est
antérieure ou faciale, c'est la bouche proprement dite ; l'autre est postérieure ou pharin-
gienne ; elle est quadrilatère et bornée par la
base de la langue en bas, en haut par le voile
du palais et la luette, et sur les côtés par les
piliers du voile du palais et par les amygdales.
Quelques auteurs ont donné le nom d'arrière-

bouche à cette ouverture : d'autres l'ont appelée l'isthme du gosier. On trouve dans la bouche, les dents, les gencives, les bords alvéolaires, la langue, la membrane palatine, plusieurs replis membraneux, les orifices des canaux excréteurs, des glandes salivaires, et ceux d'un grand nombre de cryptes muqueux. C'est dans la bouche que les alimens sont coupés, déchirés, broyés par les dents ; qu'ils sont imprégnés des sucs salivaires, et réunis en une masse ou bol, qui est ensuite soumis à l'acte de la déglutition. La bouche renferme les organes du goût ; elle sert à la respiration, à l'articulation des sons, à l'expuition, à la succion, etc. La langue a une figure pyramidale, aplatie sur ses deux faces, arrondie sur ses bords et à sa pointe, contenue dans la bouche, implantée par sa base sur le corps de l'os hyoïde, composée d'un tissu musculeux très-complexe, parsemée de vaisseaux et de nerfs, constituant la gustation par sa sensibilité, et concourant, par sa mobilité, à la mastication, à la déglutition et à la parole.

Du pharynx.

C'est un canal musculo-membraneux, de forme d'entonnoir irrégulier, qui commence où se termine la bouche, et se trouve situé entre l'œsophage et la base du crâne, au-devant de la colonne vertébrale ; il s'ouvre par une entrée étroite, se dilate par le milieu ; se termine par une ouverture resserrée, tournée en bas, ou, pour mieux dire, se continue avec l'œsophage. La paroi an-

(23)

térieure du pharynx offre successivement, de
haut en bas, les ouvertures postérieures des fosses
nasales, l'ouverture des trompes d'Eustachi,
l'ouverture postérieure de la bouche, et celle du
larynx.

Le pharynx, formé à l'extérieur d'une tunique
musculeuse, est revêtu à l'intérieur de la membrane muqueuse commune : ici cette membrane
a une teinte rouge bien prononcée ; elle est lisse
et dépourvue de ces villosités qu'on remarque
surtout à la surface de la langue. La couche
musculeuse du pharynx se compose de différens muscles qui servent au resserrement ou à
la dilatation de cet organe, auquel est spécialement départie la fonction de la déglutition des
alimens.

Le pharynx sert d'origine commune aux voies
digestives et respiratoires ; il donne passage à l'air
pendant la respiration, et aux alimens pendant la
déglutition.

C'est un conduit musculo-membraneux comme
le précédent. Il est de forme cylindroïde, dé-
primé d'arrière en avant ; il s'étend du pharynx
à l'estomac, occupant d'abord la région médiane
du cou, puis déviant à gauche, au-dessous du
larynx. Dans la poitrine il éprouve diverses in-
flexions. Dans le cou il est appuyé à la colonne
vertébrale, postérieurement et antérieurement au
larynx et à la trachée artère ; sur les côtés il
est avoisiné par les artères carotides primitives.

les veines jugulaires internes, les nerfs récur-
rens, etc. A sa portion inférieure ou thoracique,
l'œsophage est entièrement contenu dans le médiastin postérieur ; il passe dans le bas-ventre
par l'ouverture œsophagienne du diaphragme.

L'œsophage est formé, 1°. d'une couche musculeuse très-forte, formée elle-même de deux
plans de fibres ; les unes extérieures et longitudinales, les autres intérieures et transversales ou
annulaires ; 2°. de la membrane muqueuse, qui
est, dans cette partie, molle, fine, blanche,
assez mince, surtout dans la partie inférieure.

De l'estomac.

C'est le *ventriculus* des Latins, raison pour
laquelle nous le nommons quelquefois ventricule ; c'est le *gaster* des Grecs, dénomination
qui nous sert aussi pour le désigner, et afin de
varier le style. C'est d'après cette dernière, qu'on
a donné le nom de gastrite à l'inflammation de
cet organe, et de gastronomes aux personnes
qui ne semblent vivre que pour contenter leur
avide estomac.

Ce principal organe de la digestion est situé
dans la cavité abdominale, dont il occupe la région épigastrique et hypocondriaque gauche. En
devant, il répond aux dernières fausses côtes
gauches, au foie et aux parois abdominales ; en
arrière, au pancréas et à l'aorte ; en haut, au
foie et au diaphragme ; en bas, à l'arc du colon
ou mezzo-colon transverse ; à gauche, à la rate ;
et à droite, au foie. Il ressemble à un cône re-

courbé de droite à gauche, dont la base répond à gauche, et le sommet à droite. On le divise en face ou plan supérieur, incliné en devant ; en face ou plan inférieur, incliné en arrière ; en bord antérieur, appelé la grande courbure de l'estomac, qui reçoit l'insertion du grand épiploon ; en grosse extrémité, tournée à gauche, qui répond à la rate ; en petite extrémité, tournée à droite, et qui répond à l'intestin duodénum. On y considère de plus deux ouvertures ou orifices, dont un supérieur et gauche, appelé cardia, se continue avec l'œsophage, et répond à la partie moyenne et supérieure de la grosse extrémité ; et l'autre inférieur et droit, se dirigeant en haut, mais s'abouchant avec le duodénum qui se contourne en bas, a été nommé pylorique.

L'estomac est composé de trois tuniques ou membranes ; l'extérieure est de nature séreuse ; c'est un prolongement du péritoine ; la seconde est de nature musculeuse, et ses fibres affectent plusieurs directions plus ou moins obliques ; la troisième est la muqueuse, qui en revêt l'intérieur : celle-ci offre plusieurs dispositions remarquables. Sa surface intérieure, continuellement humectée par un fluide muqueux abondant, est, dans l'état naturel, d'un rouge parsemé de taches bleuâtres ; cette surface intérieure offre plusieurs rides, qui sont le résultat des contractions de la tunique musculeuse. On y voit un grand nombre de villosités, rendez-vous commun des vaisseaux de l'estomac et des ouvertures multipliées, dont les unes sont les orifices des vaisseaux absorbans, et les autres répondent aux follicules muqueux, situés dans cette tunique.

Parmi les rides ou replis de la surface intérieure de l'estomac, il n'en est point de plus considérable que celui qui se voit à l'extrémité inférieure de ce viscère : on lui donne le nom de valvule pylorique; elle est formée non-seulement par un prolongement de la tunique muqueuse, mais on y trouve également un bourrelet fibreux, de forme circulaire, dans lequel des anatomistes ont cru reconnoître des fibres charnues. Les usages de l'estomac sont très-nombreux, et de leur accomplissement résultent les phénomènes les plus importans de la digestion. Les alimens qui y parviennent, y subissent une infinité de changemens, qui tous ont pour but leur transformation en une pâte homogène, d'un blanc grisâtre, lactescente, propre à passer à travers l'ouverture pylorique. Plusieurs causes réunies concourent à ces grands changemens. Les plus remarquables sont la chaleur, l'humidité, la présence de plusieurs fluides (le gastrique en particulier), les contractions de l'estomac, aidées et rendues plus efficaces par celles du diaphragme et des muscles abdominaux, etc.

Des intestins proprement dits.

Ils forment, par leur ensemble, le canal intestinal, dont la longueur est très-considérable, puisqu'elle égale six à sept fois celle de l'individu auquel il appartient. Les intestins occupent la presque totalité de la capacité abdominale, et ils sont plusieurs fois repliés sur eux-mêmes; ils commencent au pylore, et finissent à l'anus. La différence dans la grosseur de cette partie du canal alimentaire l'a fait distinguer en plusieurs portions, qui toutes portent des noms différens. Les premiers intestins, plus minces, s'appellent intestins grêles, et on leur donne les noms de *duodénum*, *jéjunum*, *iléon*; leur longueur commune l'emporte de beaucoup sur celle des derniers; ceux-ci appelés gros intestins, portent le nom de *cæcum*, de *colon* et de *rectum*; ils ne forment guère, en commun, qu'un cinquième de la longueur du canal intestinal.

La masse des intestins est assujettie à la colonne vertébrale et aux parties voisines, par le moyen d'un replis du péritoine, appelé mésentère, dont la description, ainsi que celle du péritoine et des épiploons qui en émanent, se trouvera un peu plus loin.

Du duodénum.

Cet intestin, situé dans la région épigastrique, s'étend du pylore à la seconde vertèbre lombaire, en formant plusieurs courbures : il est en rapport avec le colon et le foie en devant; avec le pancréas et la veine cave inférieure en arrière; à droite, avec la vésicule du fiel et le rein du même côté; à gauche, avec le pancréas et les conduits cholédoque et pancréatique. Il est alongé, cylindrique; sa longueur en général est estimée à douze doigts; ce qui l'a fait nommer par les Grecs, *dadéca, dactylon.*

La surface interne de cet intestin est garnie
de la muqueuse, aussi-bien que l'estomac; mais
ici elle présente une foule de replis circulaires,
fort rapprochés les uns des autres, qu'on a nommés valvules conniventes. On assigne à ces valvules l'usage de retarder le cours des alimens,
pour favoriser l'absorption du chyle. On trouve
dans l'intérieur du duodénum, au point de réunion de sa seconde avec sa troisième courbure,
un petit tubercule, au sommet duquel on voit
les orifices isolés ou réunis des conduits cholédoque et pancréatique. Le duodénum a été nommé second estomac, à cause de l'analogie de ses
usages et fonctions.

Du jejunum.

Celui-ci a reçu son nom de l'état de vacuité
dans lequel on le rencontre presque toujours à
l'ouverture du cadavre. Il est situé dans la région
ombilicale, au-dessous de l'arc du colon, au-
dessus de l'iléon, derrière les parois [abdomi-
nales, devant le mésentère et la colonne vertébrale; il est de figure allongée, cylindrique.

De l'iléon.

Celui-ci tire son nom d'un mot grec, qui signifie tourner, entortiller. Cette portion d'intestin fait effectivement un grand nombre de circonvolutions. Sa situation est dans la région hypogastrique, au-dessous du jejunum, au-dessus
de la vessie et du rectum, derrière les parois abdominales, devant la colonne vertébrale et le

mésentère. Sa figure est la même que celle des deux précédens.

Du cœcum.

Cet intestin est ainsi appelé d'un mot latin, qui signifie aveugle ou caché ; c'est le premier des gros intestins ; il est situé dans la fosse iliaque droite, au-dessous du colon ascendant, au-dessus de l'iléon ; c'est une sorte de sac de forme irrégulière, et dont la grosseur est plus considérable que celle du colon et de l'iléon, avec lesquels il fait continuité. Cet intestin offre une apendice vermiforme, de quatre à cinq travers de doigts de longueur, qui naît de la partie inférieure. A l'intérieur, vers sa jonction avec l'iléon, on trouve une valvule nommée iléo-cœcale ou de Bauhin, du nom de l'anatomiste qui l'a découverte ; on la nomme aussi, plaisamment, la barrière des apothicaires. Cette valvule, destinée à empêcher le retour des excrémens dans l'intestin grêle, est elliptique, large, molle, épaisse, et dirigée transversalement, suivant son grand diamètre ; elle est divisée par une fente qui la partage en deux lèvres adhérentes par leur bord convexe, et flottant dans le cœcum par leur bord concave. Les extrémités de ces lèvres se réunissent en formant une ligne saillante, appelée par Morgani, freins de la valvule de Bauhin.

Du colon.

Son nom lui vient d'un mot grec qui signifie *je retarde*. Il prend son origine du cœcum, monte ensuite dans la régiom lombaire droite, jusqu'au foie ; puis marche transversalement le long de la grande courbure de l'estomac, jusqu'à la partie voisine de la rate , descend dans la région lombaire gauche, devant le rein du même côté, jusqu'à la partie supérieure du sacrum, où il se termine ; d'où résultent quatre portions qui portent des noms différens : la première qui est à droite, s'appelle colon ascendant, ou portion lombaire droite ; la seconde, arc du colon ou mezzo-colon, ou colon transverse ; la troisième qui est à gauche, colon descendant, ou portion lombaire gauche ; la quatrième enfin, qui de la fosse iliaque gauche se termine au rectum, colon iliaque, ou, à cause de sa forme, S du colon.

Les rapports des quatre parties de cet intestin avec les voisines, sont les suivans :

Le colon ascendant s'étend, de bas en haut, du cœcum à la vésicule du fiel ; il répond, en devant, aux intestins grêles ; en arrière, au muscle carré et au rein droit ; et en dedans, au feuillet du mésentère.

L'arc du colon s'étend des environs de la vésicule du fiel à la grosse extrémité de l'estomac : il répond, en haut, à l'estomac ; en bas, aux intestins grêles ; en devant, au grand épiploon ; et, en arrière, au mésentère.

Le colon descendant s'étend des environs de la rate à la fossse iliaque droite : il répond, en devant, au jejunum ; en arrière, au muscle carré et au rein gauche ; et, en dedans, au mésentère.

L'S du colon s'étend du commencement de la fosse iliaque gauche à la partie supérieure du sacrum, en formant plusieurs courbures : la figure du colon est semblable à celle des autres intestins.

Du rectum.

Le nom de cet intestin est latin ; il le doit à sa rectitude : c'est le dernier des gros intestins, et la terminaison du canal intestinal. Il est situé dans l'excavation du bassin, et s'étend de la fin de l'S du colon à l'anus. En arrière, il répond au sacrum, dont il occupe toute la face antérieure ; en devant, à la vessie chez l'homme, et à la matrice chez la femme : sa figure est semblable à celle des autres intestins.

L'organisation intime des intestins est à peu près la même pour tous ; cependant elle présente quelques différences qu'il importe de noter. Tous, excepté le duodénum, possèdent une tunique extérieure séreuse, qui est un prolongement du péritoine. L'absence de cette tunique dans une grande partie du duodénum, permet à cet intestin de prendre un volume considérable ; ce qui lui a fait donner le nom de second estomac (*ventriculus succinturiatus*). Cette disposition, favorable à l'accomplissement de la digestion, permet aux alimens de séjourner plus long-temps dans cet intestin, et d'y subir les changemens que leur impriment les sucs biliaire et pancréatique.

Cette tunique fournit au colon trois espèces

de bandes qui en parcourent presque toute la longueur, et qui donnent lieu à plusieurs bosselures, dont cet intestin tire un de ses principaux caractères. Le cœcum offre la même dispotion. Dans les autres intestins, cette tunique n'offre rien de remarquable ; mais il ne faut pas oublier qu'elle n'enveloppe pas les intestins dans toute leur étendue, et que le lieu par où pénètre chaque nerf, chaque vaisseau, en est dépourvu.

La tunique musculeuse n'offre point de différence sensible dans toute l'étendue du tube intestinal ; elle est également composée de deux plans de fibres qui, dans l'externe, marchent longitudinalement et circulairement dans l'interne ; mais la longueur des unes et des autres est très-variable, et difficile à déterminer. L'extrémité inférieure de l'intestin rectum en est dépourvue ; mais deux muscles les remplacent : ce sont les sphincters de l'anus.

La troisième et dernière tunique est la muqueuse ou veloutée ; elle tapisse également toute la surface intérieure des intestins, et offre dans chacun d'eux, quelques particularités qu'il importe de connoître.

Dans le duodénum, outre plusieurs villosités grenues ovalaires, cette membre présente, comme nous l'avons indiqué, une grande quantité de replis appelés valvules conniventes. On y voit également un très-grand nombre de glandes comme à l'estomac, qui portent le nom de glandes de Bruner. Enfin, à deux ou trois travers de doigt de sa

naissance,

(33)

naissance, le duodénum présente intérieurement
le tubercule qui est l'orifice commun des conduits cholédoque et pancréatique. Dans le jejunum et l'iléon, les valvules conniventes d'abord
très-multipliées, deviennent de plus en plus rares,
à mesure qu'on les examine dans l'iléon. Les
glandes qui les tapissent, portent le nom de *payer*.
Du reste, le nombre et la disposition des villosités, sont à peu près les mêmes que dans le duodénum.

A mesure qu'on examine cette tunique, dans
les gros intestins, l'on aperçoit qu'elle est moins
fournie de villosités, de valvules, et surtout de
glandes : ces dernières y sont isolées, et leur volume est plus considérable qu'aux intestins grêles.

Du foie.

Cet organe ou viscère, placé sous les fausses
côtes droites, où il est fixé par plusieurs ligamens, s'étend jusque dans l'épigastre, recouvre
la petite extrémité de l'estomac, et va quelquefois s'étendant jusque dans l'hypocondre gauche.
Il est fort pesant, et gêne considérablement l'estomac, quand on se couche sur le côté gauche;
si, au contraire, on se couche sur le côté droit,
on éprouve ordinairement un bien être et un repos beaucoup plus remarquables, par la raison
qu'il est supporté par le lit, et ne pèse sur aucun autre organe que les tégumens communs.
Sous le foie, se trouve cette petite poche ou vésicule à laquelle on a donné le nom de fiel ou
vésicule biliaire. Le foie sécrète la bile, et dé-

pose cette humeur dans la vésicule, au moyen d'un conduit qu'on a nommé cystique. La bile sort de son réservoir par un autre conduit qu'on nomme cholédoque. Ce conduit s'ouvre une issue dans l'intestin duodénum, à côté du pancréatique.

De la rate.

Cet organe d'une couleur analogue à celle du foie, mais moins foncée, est placé dans l'hypocondre gauche ; il est fixé là par divers ligamens. Ou ne connoît guère l'usage de la rate ; plusieurs hypothèses ont été émises à son sujet ; mais rien de positif n'est encore connu à cet égard. On sait qu'elle se gonfle avec la plus grande facilité à cause de sa texture spongieuse, et de la grande quantité de vaisseaux qu'elle renferme.

Du pancréas.

Il est situé transversalement dans la partie la plus profonde de la région épigastrique, à la hauteur de la douzième vertèbre dorsale, au-dessous de l'estomac, au-dessus du duodénum, devant la colonne vertébrale, l'aorte et la veine cave, entre la rate et le duodénum. Il est allongé, aplati et recourbé sur lui-même, pour s'accommoder à la saillie de la colonne vertébrale.

Cet organe se rapproche beaucoup des glandes salivaires pour la structure et les usages ; comme elles, il est d'une couleur grisâtre, grumelée ; comme elles, il est composé de lobes, de lobules formés de grains glanduleux, dans lesquels vien-

nent aboutir un nerf, une artère, une veine et
une radicale du conduit excréteur, qui prend
son origine de l'extrémité gauche, s'avance en
augmentant de grosseur vers la tête, et va percer
l'intestin duodénum, tantôt conjointement avec
le cholédoque, tantôt séparément.

Le pancréas sécrète un fluide qui a beaucoup
d'analogie avec la salive, se mêle dans le duodénum avec la bile, et concourt à l'accomplissement
de la digestion.

Du péritoine avec le mésentère et les épiploons.

Le péritoine, ainsi que nous l'avons déjà observé, est une membrane séreuse qui forme l'enveloppe commune de tous les viscères abdominaux, si on excepte les reins, et tapisse, en outre,
la cavité dans laquelle ils sont contenus. Le mésentère et les épiploons ne sont que des prolongemens de cette membrane. Ses rapports avec
les organes contenus dans le ventre sont les suivans : la portion moyenne en partant de l'ombilic tapisse les muscles transverses, se porte dans
l'une et l'autre région lombaire, recouvre toute
la partie interne du colon ascendant et descendant, passe par-dessus les reins, s'avance vers la
colonne vertébrale, rencontre l'artère mésentéri-
que, s'applique à droite et à gauche sur cette
artère, forme ainsi les deux feuillets du mésentère, et se termine sur l'intestin iléon et sur le
jejunum.

La portion inférieure s'avance de l'ombilic
jusqu'à la vessie, dont elle recouvre la partie pos-

térieure seulement, ainsi que les vésicules sémi-
nales, se réfléchit de là sur l'intestin rectum,
monte à droite et à gauche, recouvre le cœcum
d'un côté et l'S du colon de l'autre, ainsi que les
vaisseaux sacrés hypogastriques et iliaques, et
se confond avec la portion moyenne.

Dans la femme, elle se réfléchit de la vessie
sur la matrice, en recouvre la partie antérieure,
supérieure et postérieure, et se comporte ensuite,
commme nous l'avons dit.

La portion supérieure va de l'ombilic au diaphragme qu'elle tapisse, se réfléchit du côté droit
sur le foie et la vésicule du fiel, du côté gauche
sur l'estomac ; forme aux deux extrémités du foie,
les ligamens latéraux ; de plus, recouvre la rate
à gauche, donne lieu à l'épiploon gastro-épatique, au grand épiploon, passe enfin au-dessus
du pancréas, au-dessous du duodenum, et va se
continuer avec les deux feuillets du mésentère.

Telle est cette toile qui sert de lien commun
aux viscères du bas-ventre, et qui les maintient
isolés, pour ainsi dire, en favorisant leurs mouvemens, etc. (Une partie de ces descriptions est
copiée du Manuel de l'anatomiste de M. Maigrier.)

Des fonctions digestives.

Les alimens solides sont d'abord soumis à la
mastication et à l'insalivation ; les dents de l'une
et l'autre mâchoire servent à la première opération ; le suc des glandes amygdales, labiales, parotides, sublinguales, etc., la salive, en un mot,
sert à la seconde. L'air atmosphérique s'unit éga-

lement aux substances triturées dans la bouche, et son mélange est aussi nécessaire comme élément de digestion. Du mélange qui résulte de la mastication, etc., se forme le bol alimentaire, lequel poussé par les mouvemens de la langue, etc., dans le pharynx, y est avalé, et de là précipité dans le conduit œsophage, qui le dirige jusque dans l'estomac, où il entre par l'orifice cardia.

Rendu dans l'estomac, le bol alimentaire est itérativement imprégné de salive, des boissons et des différens sucs qui se sécrètent dans cet organe. Il y séjourne pendant un temps proportionné à sa perméabilité aux liquides qui doivent le dissoudre, à la chaleur et à la contractilité de ce viscère ; mais avant d'en sortir, pour passer dans le duodénum, il se transforme en une sorte de bouillie appelée chyme ou pâte chymeuse. Cette pâte, après un séjour suffisamment prolongé, passe de l'estomac dans l'intestin où elle doit séjourner un peu de temps, et s'unir avec les sucs biliaires et pancréatiques. De ce mélange nouveau, résulte d'abord une composition nouvelle, puis une décomposition, une véritable opération chimique, de laquelle résulte du chyle d'un côté, et des excrémens de l'autre.

Le chyle est un liquide blanchâtre, destiné à s'unir au sang, pour en entretenir la quantité nécessaire à l'individu. Dès qu'il a été formé, les absorbans dont les orifices s'ouvrent dans les valvules conniventes du duodénum, commencent à le pomper et à le charrier jusque dans le réservoir appelé de pecquet, d'où il entre dans le canal thoracique, qui le transporte dans le torrent de la circulation.

Le chyme n'est pas totalement dépouillé du chyle dans le duodénum ; mais à mesure qu'il roule dans le jéjunum, il en est de plus en plus dégarni ; il ne lui en reste plus du tout ou presque plus, quand il a traversé l'iléon. Arrivé dans le cœcum, il acquiert un degré de putréfaction qui lui communique l'odeur fétide qu'on connoît aux excrémens. Il reste un peu de temps dans le cœcum ; mais ces nouvelles qualités irritent l'intestin, le forcent à se contracter, et à faire monter les matières dans le colon ascendant. Le mouvement péristaltique de cette portion d'intestin suffit pour le faire arriver jusqu'au mezzo-colon, qui lui-même les pousse jusqu'à la portion lombaire gauche et à l'S de cet intestin, d'où il se dépose dans le rectum. Il séjourne là quelque temps, y prend une forme moulée sur celle de l'intestin, et en est enfin expulsé par les efforts combinés de l'intestin et des muscles abdominaux.

De l'urine.

Vous pensez peut-être avec le vulgaire que l'urine se forme immédiatement de la boisson ; il est bon, Monsieur, de vous prévenir que cette liqueur n'est que le produit d'une sécrétion, comme la salive, la sueur, les larmes, etc. Il est vrai qu'immédiatement après le repas on en rend ordinairement une plus grande quantité, et que lorsqu'on a fait usage de certaines boissons, cette quantité augmente avec une rapidité plus ou moins grande; mais il faut croire que les liquides absorbés ayant augmenté plus ou moins la masse du sang auquel même elles ont pu communiquer des qualités plus stimulantes, ce même sang doit se débarrasser de son superflu, en raison directe ou de son augmentation, ou de ses qualités nou-velles.

C'est dans les reins que l'urine tombe comme une rosée ; de là elle passe par les conduits appe-lés uretères, qui la déposent dans la vessie : cha-cun sait comme elle en sort.

Puisque c'est aux alimens que nous devons le chyle, ce suc doux et réparateur des pertes con-tinuelles du sang, combien ne devrions-nous pas rechercher avec soin des alimens capables de fournir beaucoup de chyle, et de le former de bonne qualité? Combien ne devroit-on pas éviter l'usage de ces alimens inutiles, qui satisfont la sensualité sans fournir au chyle, et celui de ceux qui sont chargés de principes âcres, échauf-fans, putrides, de ceux qui fournissent trop d'al-cali, trop d'acide, etc., etc.? Mais non ; il est arrêté que l'homme forcé par le besoin, ou n'é-coutant que ses caprices ou ses goûts sensuels, abusera de la santé de ses organes, les soumet-tant à toutes les épreuves, et ne reconnoîtra ses torts que lorsque toutes ses forces vitales, deve-nues languissantes ou trop irritées, lui rappel-leront qu'il est temps de chercher à reculer le terme fatal qu'il a imprudemment fait avancer.

Les substances pernicieuses, introduites dans notre estomac, ne nuisent pas seulement par les principes qu'elles peuvent fournir au chyle ; elles y sont souvent absorbées avant de passer dans le duodénum. Ainsi que la peau, la muqueuse gastrique a ses vaisseaux absorbans, et ces vaisseaux assimilent à notre propre substance les principes les plus volatils et les plus diffusibles des corps. Cette absorption a lieu quelquefois avec une rapidité surprenante ; on sait avec quelle vitesse certains poisons produisent leur effet délétère ; et la promptitude de l'ivresse que produisent les liqueurs spiritueuses ingérées, est connue de tout le monde.

Vous voilà, Monsieur, suffisamment instruit relativement au physique des voies digestives dans leur état d'intégrité et dans celle de leurs fonctions : ici, la cause et l'effet sont réciproquement subordonnés l'un à l'autre ; si l'état normal-organique est altéré, les fonctions n'ont pas lieu comme il faut ; si les fonctions sont entravées, l'état normal-organique ne peut se maintenir.

Qu'on examine avec attention l'animal dans l'état de santé, l'on est frappé de la variété et du jeu de ses organes ; mais on est émerveillé quand on vient à réfléchir sur l'ordre avec lequel les fonctions organiques se succèdent et s'exécutent, sur la dépendance qui les assujettit les unes aux autres ; sur le secours qu'elles se prêtent mutuellement pour concourir au même but (la santé et la prolongation de l'existence). C'est à cette harmonie frappante qu'Hippocrate donnoit le nom de nature, principe unique de vie qui préside à toutes les fonctions de l'économie animale.

Si tout ce que dessus est digne d'admiration, combien n'a-t-on pas lieu d'être étonné que le contraire n'arrive pas plus souvent; qu'il faut peu de chose en apparence, et souvent en effet, pour déranger l'harmonie, l'équilibre des fonctions organiques. Et cependant, à combien d'assauts, cette bonne, cette admirable nature, n'est-elle pas obligée de résister chaque jour, à chaque instant !

Le tube digestif, sans cesse lubréfié par un mucus léger, comme l'intérieur de la bouche l'est par la salive, peut en être importuné si la muqueuse vient à le sécréter en trop grande abondance, ce qui n'arrive pas sans une exaltation de ses propriétés vitales. De quelque manière que soit déterminée cette exaltation, tant qu'elle ne dépasse pas trop l'état naturel de la vitalité, il peut y avoir indication de l'usage d'un médicament capable de solliciter les contractions fibrillaires, susceptibles de dégager la muqueuse des matières qui la surchargent. Ainsi, une perte d'appétit, un dégoût pour les alimens ordinaires, la formation des flatuosités dans les intestins, les rots, les nausées, l'état saburral de la langue et sa pâleur, sont des symptômes concomitant d'un état d'embarras gastrique ou intestinal; il peut s'y ajouter des accidens plus marqués, tels que des pesanteurs ou douleurs de tête, des maux d'estomac, des coliques, des rapports nidoreux, œufs couvés, des vomissemens, etc., etc. En pareille circonstance, le médecin doit essayer de dissiper cet état par l'usage de boissons délayantes, de bouillons aux herbes, etc. Il arrive souvent que quelques jours d'usage de ces petits moyens enlèvent de simples embarras gastriques ; mais il n'en est pas toujours ainsi. Les boissons adoucissantes, rafraîchissantes, ne parviennent bien souvent qu'à déprendre , rendre plus molles, plus mobiles, les matières saburrales, et les disposer à une plus facile évacuation. Il faut bien alors donner au malade, ou un vomitif, ou un purgatif, selon le siége principal des saburres, et peut-être l'un et l'autre simultanément ou consécutivement, si l'embarras est général.

L'expérience nous a démontré qu'en général, s'il ne faut pas trop différer en semblable occasion, il ne faut pas trop non plus se presser ; car c'est souvent donner aux voies digestives des secousses inutiles que de le faire avant que les matières soient disposées à l'évacuation. Un purgatif, tout benin qu'il puisse paroître, demande, dans son administration, sagacité et précaution.

L'on sait qu'il ne faut attaquer un principe morbifique, que lorsqu'il est bien connu, que le siége qu'il occupe n'est pas douteux , que la nature ne peut seule s'en débarrasser, ou que les moyens que l'art met en usage à cette fin, sont préférables à ceux qu'elle peut employer, et enfin que ces moyens eux-mêmes ne sont pas capables de porter à la santé une atteinte préjudiciable.

Un embarras gastrique, sans aucune complication notable, est donc un mal qu'on peut et qu'on doit même attaquer sans crainte par un

vomitif; mais à la suite de l'action du médicament, comme il a pu éveiller sur les organes de
la digestion, ou sur ceux qui leur correspondent,
quelque irritation plus ou moins considérable, il
est bon, il est utile de persévérer quelque temps
dans l'usage des moyens délayans et rafraîchissans.
De cette manière l'on rafraîchit les organes échauf-
fés, l'on achève d'entraîner les saburres; l'on rend
enfin à l'estomac l'intégralité de ses fonctions.

Celui qui néglige ces précautions s'expose à
gagner tout au moins un renouvellement d'embarras gastrique.

L'embarras intestinal réclame l'emploi de
moyens analogues, et les mêmes précautions antérieurement et postérieurement à la médication.

Quand on s'est purgé avec nécessité, et qu'on
a pris toutes les précautions convenables, on voit
de jour en jour la santé reparoître : le teint qui
étoit jaune, décoloré, reprend un ton plus naturel, plus animé; l'appétit et le sommeil se réta-
blissent, et toutes les forces, de languissantes
qu'elles étoient, semblent se régénérer et s'accroître.

Quel que soit le bienfait que procure une purgation convenablement sollicitée, il ne faut pas
que l'on croie qu'un tel moyen ne soit qu'inno-
cent, et qu'on peut toujours impunément en
faire usage. Il semble que rien n'est si facile à
connoître qu'un embarras gastrique ou intestinal : dans quelle erreur est celui qui se fie à
cette croyance ! Que d'irritations, que d'inflammations cachées sous l'insidieuse apparence d'un

si léger mal! et de quels résultats pernicieux pourroient, en pareil cas, ne pas être suivi l'emploi
de moyens de cette nature!

Qu'un individu s'expose à une suppression de
transpiration, soit en se soumettant à un air froid,
humide, inaccoutumé, soit en s'exposant à l'action d'un vent répercussif, soit en se couvrant la
surface du corps de matières imperméables aux
vapeurs qui s'en exhalent sans cesse, que peut-il
en résulter? La matière répercutée, refoulée dans
le torrent des fluides en circulation, les troublera
d'une manière plus ou moins sensible; les organes
qu'Ambroise Paré nommoit *vicaires de la peau*,
se chargeront aussitôt de suppléer à son défaut,
pour remédier au trouble général. L'action vitale
de ces organes sera donc exaltée, et leurs sécrétions augmentées. Ainsi, les reins donneront une
plus grande quantité d'urine, la surface pulmonaire plus de vapeurs et de mucosités, le nez plus
de morve, etc., etc. Mais si cette action supplé-
mentaire n'est pas également répartie, et qu'une
surface exhalante seule, ou un seul point de cette
surface est chargé du travail, il ne pourra manquer
d'en être incommodé. Or, voici comment se forment les péritonites, les pleurésies, les catharres
de toute espèce.

Donc, si c'est la muqueuse digestive sur laquelle tombe le lot fatal, elle sera forcée d'ac-
célérer son travail accoutumé, de sécréter plus
de mucus que de coutume; mais si le surcroît
que lui envoie la nature est trop excédant de ses
facultés, loin de former ce mucus épais et natu-

rel, son tissu gonflé ne laissera d'issues qu'à une liqueur légère, glaireuse, et plus ou moins limpide.

Cependant, comme tout est relatif, si les organes digestifs se trouvoient dans cet état de relâchement, qui prête peu à l'action inflammatoire, la suppression d'une forte transpiration même, ne pourroit point y déterminer d'irritation bien vive; tandis que si, par toute autre circonstance, ils se trouvoient dans un état d'irritation, lorsqu'une transpiration légère vient d'être supprimée, ils recevroient une atteinte souvent très-violente.

Combien de fois ne s'expose-t-on pas à de pareils accidens, sans qu'il en résulte, je ne dis pas une irritation, mais même le moindre changement dans les fonctions, qu'on puisse aisément apprécier ! mais aussi de combien de maladies de pareils écarts ne peuvent-ils pas devenir cause !

Quoi qu'il en soit, si une suppression de transpiration abondante ou insensible, a produit une exaltation des propriétés vitales du tube alimentaire, c'est-à-dire, en a augmenté la chaleur naturelle, la sensibilité, la sécrétion, etc. ; si le tube digestif, enfin. est irrité ou enflammé, sur un point borné ou étendu, qu'en résultera-t-il ? des symptômes plus ou moins analogues à ceux de l'embarras gastrique ou intestinal simples ; symptômes que l'impéritie et l'ignorance ne sauront certainement pas attribner à leur véritable cause.

Dans ces cas, il faudroit bien se garder de faire

usage de la méthode évacuante ; la diète, un régime rafraîchissant, les boissons délayantes, mucilagineuses, acidulées, les moyens extérieurs capables de ramener une plus grande chaleur à la
peau, à moins que la fièvre ne soit survenue,
et que la chaleur se soit généralisée par elle,
des fomentations émollientes le plus près possible du point agacé ou enflammé, quelquefois
même des bains, et, enfin, en cas de danger,
une saignée locale ou générale, etc., tels sont
les moyens convenables, et dont un habile médecin sait faire un emploi rationnel : l'ignorant,
au contraire, se fiant trop à une trompeuse apparence, n'écoute que sa funeste prévention.

Le véritable homme de l'art, en acquérant de
vastes connoissances, apprend à se défier de son
propre jugement ; et cette sage défiance lui communique une favorable retenue, qui le garantit
de l'erreur : il base son jugement sur des faits
bien observés, tandis que l'ignorant est toujours
présomptueux : ce dernier sait tout ; la nature
n'a nul pouvoir sans son aide ; il faut qu'entre
ses mains l'art agisse sans cesse. Ne voyons-nous
pas cela chaque jour ?

Qu'un médicastre soit consulté dans un cas
analogue à celui dont nous venons de parler,
que fera-t-il ? il ne manquera pas de prendre
l'effet pour la cause. Vous avez, dira-t-il, des
envies de vomir ? la nature vous indique par là le
besoin qu'elle a de se décharger d'une bile épaisse,
qui la surcharge : vous avez la langue chargée,
le teint pâle ou plombé ? voici de quoi nous
confirmer dans notre opinion.

Si pourtant alors nous étions à notre tour man-
dés, nous nous empresserions de faire remarquer
que s'il y a des envies de vomir, cela tient plus
à l'irritation de l'estomac, qu'à sa surcharge bilieuse et saburrale ; et, en exerçant une légère
compression vers l'épigastre du malade, nous le
lui ferions bien comprendre, si toutefois il ne
s'en étoit déjà aperçu. A l'inspection de la langue, nous verrions bien si les saburres reposent
sur un fond rouge, vermeil, foncé ou cramoisi ;
si les bords de la langue sont très-rouges, si surtout elle se présente en fer de lance, il ne nous
en faut pas davantage pour nous convaincre de
la vérité de notre diagnostique. Les vomissemens
et les simples nausées sont à l'estomac ce que la
toux est aux poumons, ce qu'est l'éternument
aux fosses nasales. Croiroit-on que, dans un rhume
violent, la toux ne soit que l'expression du besoin de cracher? Croiroit-on que, dans le corysa,
l'éternument ne soit que celle du besoin de mou-
cher?

Prenons cette dernière maladie, dont le diagnostique se montre au doigt et à l'œil, pour le
terme de comparaison d'une irritation ou inflammation gastrique, de la gastrite elle-même.

Qu'une personne éprouve un *corysa* (maladie
improprement désignée dans le vulgaire, par le
nom de rhume de cerveau); qu'arrive-t-il dès
le début? diminution du mucus *morve*, séche-
resse et chaleur avec démangeaison des narines,
picotemens, élancemens même, puis écoulement d'une liqueur limpide, tombant d'abord

goutte à goutte : le mal fait des progrès ; la chaleur des narines est considérablement augmentée ;
l'odorat est anéanti ; les paupières sont rouges ;
la tête douloureuse et pesante ; l'appétit totalement perverti, et les éternumens vont re-
doublant.

Prendrez-vous du tabac pour aider le mucus
à couler de vos narines, vous qui éprouvez un
corysa ? Non, sans doute, me dites-vous ! au
contraire, je laverai mon nez d'eau tiède, j'en
respirerai la vapeur ; je prendrai enfin toutes
les précautions nécessaires pour éloigner de mes
narines tout ce qui pourroit en aggraver l'inflammation.

Le corysa, comme le catharre pulmonaire et
la gastrite, sont des maladies absolument analogues et se développant sous l'influence de causes
absolument les mêmes. Leur gravité respective
tient à leur plus ou moins grande essentialité,
et à la plus ou moins grande délicatesse de l'organe sur lequel elles ont leur siége. Leur traitement ne doit donc également être que le même,
sauf les modifications que nécessitent les différentes localités.

Voyez ce que devient le corysa lorsqu'il est
exaspéré ou seulement négligé : ses accidens se
prolongent, la douleur de tête devient insup-
portable, la rougeur des paupières augmente,
et les yeux deviennent larmoyans, la douleur
des narines gagne bientôt jusqu'au voile du palais et au pharynx ; il y a difficulté d'avaler et
de respirer ; l'irritation se propage aux trompes
de

d'Eustachi, et il en résulte douleur et tintement d'oreilles ; il se forme des gerçures et puis des croutes dans le nez ; des boutons surviennent à la lèvre supérieure, sur laquelle s'écoule une humeur devenue âcre et corrosive par le fait de l'inflammation. Dira-t-on que l'âcreté de l'écoulement prouve qu'un rhume du cerveau n'est qu'une dépuration du sang ? Si l'on prétendoit cela, il faudroit donc que l'on admît que cette humeur a tout brûlé sur son passage ; et certes on ne prétendra pas que les narines seules contenoient dans leurs tissus, tant d'eau et tant de glaires avant l'inflammation.

Mais, me direz-vous, Monsieur, d'où vient donc cette mucosité, et pourquoi s'écoule-t-elle par là ? Elle s'y écoule, comme les larmes s'écoulent des points lacrymaux ; la chassie, des glandes de Meibomius, qui bordent les paupières ; le sérumen, des oreilles. Quand on s'applique un vésicatoire à la peau, ou qu'on se la brûle avec de l'eau chaude, on voit bientôt s'élever sur la partie une phlyctène ou ampoule pleine de sérosité. Hé bien ! lorsque vous avez brûlé, enflammé la peau, la nature fait arriver sur le point phlogosé un liquide capable d'adoucir l'érosion, d'éteindre le feu, de diminuer la douleur des houpes nerveuses, mises à nu. Ce liquide, toujours analogue à celui que sécrète la partie dans son état normal, est d'abord doux, onctueux ; mais, par l'espèce de fermentation occasionnée par l'inflammation elle-même, il acquiert des qualités nouvelles, qui le rendent âcre et caus-

tique. Voici vraiment tout le secret des écoulemens qui ont lieu sur les surfaces irritées, et
celui des irritations que ces écoulemens engendrent à leur tour.

Pourquoi voit-on des gastrites et gastro-entérites arriver au plus haut degré d'acuité? Parce
qu'on a voulu les combattre par des vomitifs ou
par d'autres moyens irritans.

Maintenant, si l'on persistoit, au mépris des
avis du médecin sage et prudent, dans la volonté
d'administrer les évacuans, qu'arriveroit-il? Que
peut-être d'abondans vomissemens en seroient la
suite. La bile, sécrétée en plus grande quantité
par le foie qui participe toujours un peu à l'irritation de l'estomac, restant sans emploi, par la
raison que les alimens n'arrivent plus pour la
dissoudre, se trouvant accumulée dans l'intestin
duodénum, reflue abondamment dans l'estomac,
et en est expulsée par le vomissement : les glaires
abondamment fournies par les glandes mucipares,
viendront également par le vomissement ; et le
tout donnera lieu au malade et aux assistans de
se réjouir d'une aussi abondante évacuation ; les
selles amèneront aussi beaucoup de ces matières;
mais l'état du malade, loin de s'en améliorer, ne
fera que s'exaspérer, car les secousses éprouvées
par l'estomac et les intestins, en auront augmenté
l'inflammation.

Il arrive même quelquefois que l'irritation
étant partagée par la membrane musculeuse, le
vomissement ne peut avoir lieu, quoique le
diaphgrame et tous les muscles du bas-ventre

soient fortement mis en jeu : alors l'estomac est dans un état de spasme , de contraction permanente, qui ne lui permet plus aucun mouvement propre ; le malade éprouve de grands efforts sans pouvoir vomir ; c'est comme lorsque l'intestin étant enflammé, l'on a de violentes épreintes sans pouvoir aller à la selle.

Dites-moi, s'il vous plaît, Monsieur, si vous étiez atteint d'une inflammation à la jointure du coude , ou à celle du genou , croiriez - vous qu'il pût être utile pour votre guérison de faire exécuter au membre de brusques et violens mouvemens de flexion et d'extension ? ou bien, si vous aviez l'œil rouge et douloureux, une ophtalmie aiguë, enfin, croiriez-vous faire du bien à ce précieux organe de la vision, en le contraignant à fixer la lumière ? Votre réponse est négative. Hé bien ! veuillez me dire encore si, lorsque vous avez l'estomac et les intestins irrités, vous croyez vraiment les soulager en leur communiquant une vive agitation par les vomitifs et les purgatifs ?

Nous rencontrerions bien de bons praticiens empiriques qui nous diroient que beaucoup d'ophtalmies guérissent par l'usage de collyres et de pommades irritantes (1) ; que des gastrites

______

(1) Il est vrai qu'une ophtalmie cède souvent à des modificateurs irritans, et ce fait est connu depuis des temps bien anciens ; mais il faut pour cela qu'elle soit légère et bénigne. Les collyres, pommades, cataplasmes, fumigations, fluides gazeux, lotions, etc. , employés à cet effet, agissent, en astreignant les vaisseaux capillaires de la partie à se contracter et res-

prononcées ont cédé, comme par enchantement, à l'emploi des émétiques, etc. Mais, quoique nous sachions très-bien tout cela, et que nous soyons à même d'en donner l'explication, nous n'en persévérerons pas moins dans notre premier avis, de ne traiter les inflammations prononcées, que par les moyens antiphlogistiques, et nous aurons, pour le croire, les vrais amis de la saine médecine et de la bonne nature.

Nous disons que nous croyons pouvoir expliquer la manière dont l'émétique enlève une gastrite, et nous devons satisfaire à cette espèce de promesse. Oui, une gastrite peu aiguë peut disparoître par l'emploi des vomitifs, lorsqu'ils sont appliqués dans ces momens de répit que la nature obtient d'une foule d'inflammations; alors les secousses du vomissement portant un ébranlement général à l'économie animale, secousse qui d'abord concentre l'action des forces vitales, les réunit, pour ainsi dire, par convergence sur le centre gastrique, d'où elles s'échappent bientôt par un mouvement centrifuge, spontané, énergique, qui les répand à la périphérie, ce qui est manifesté par la chaleur qu'on y remarque alors, par l'augmentation de l'exhalation cutanée, l'ac-

---

serrer sur eux-mêmes; ainsi, les fluides séro-sanguins, dont les paupières ou la conjonctive étoient gorgés, sont repoussés au loin, et ensuite probablement entraînés dans le torrent de la circulation; alors l'irritation vaincue ne s'oppose plus à ce que la nature rétablisse l'état normal du lieu. Mais pour quelques succès obtenus, à combien de méprises ces moyens empiriques n'ont-ils pas donné lieu? et combien de fois le mal, au lieu d'être soulagé, n'a-t-il pas doublé d'intensité?

célération du pouls, l'augmentation de la sécrétion des urines, etc., etc.; enfin, un vrai mouvement général, qui fait diversion au travail
local, et le fait avorter, faute de cette concentration, qui est l'élément nécessaire de son entretien. Ce résultat de l'art agissant peut être
regardé comme d'autant plus heureux, qu'on
est moins en droit d'y prétendre ; mais l'art peut
manquer son but, et si ce malheur arrive, l'on
voit venir un accroissement du mal qu'on a
voulu enlever d'assaut ; il a même doublé d'intensité ; et si l'on s'obstine à lui porter de nouveaux coups, l'on peut alors craindre que l'inflammation ne devienne flegmoneuse ou ne fasse
une vraie désorganisation sur les tissus où elle
siége.

Qu'on cesse donc de nous vanter les succès
d'une médecine habituellement agissante, qu'à
bon droit nous nommons turbulente ; qu'on
cesse donc de vouloir commander à la nature,
quand on ne doit que suivre sa marche, l'aider
dans ses mouvemens salutaires, et lui suppléer
quand elle est tellement oppressée qu'elle est
incapable de se secourir elle-même. Si, du
moins, de pareilles tentatives doivent être faites,
que celui qui ignore le mécanisme des organes
du corps humain, le rapport de ses fonctions,
et leurs relations sympathiques, ne se permette
jamais de porter une main incertaine sur lui-
même ou sur son semblable, à moins qu'il ait
bravé ce cri intérieur de la conscience, qui lui
défend de commettre un attentat.

Quelqu'intervalle qu'il y ait de l'ignorance à l'évidence, les probabilités que partout ailleurs on peut établir dans ce vide immense, ne doivent point trouver ici de place : il s'agit d'un objet qui intéresse de trop près la vie des individus. En se livrant à l'expectation, l'on ne laisse pas le malade sans secours ; les efforts de la nature sont pour lui d'une grande ressource ; et la présence du médecin qui veille à ce que ces efforts restent dans des bornes salutaires, doit aussi contribuer à le rassurer. En employant, dans un cas pareil, un moyen si hasardeux et si contre-indiqué qu'un émétique, c'est absolument mettre la santé et la vie même du malade à la loterie ; et ce qui peut arriver de moins fâcheux pour lui, si l'on ne tire pas le numéro d'élection, c'est que la maladie s'aggrave simplement, sans devenir absolument funeste. Un médecin sage et éclairé peut-il faire dépendre la vie de son malade d'une conjecture ?

La présomption et l'impéritie ont seules été cause de ce que quelques savans ont prétendu que la médecine n'est qu'un art conjectural. Qu'on dise, si l'on veut, qu'elle l'est dans la théorie, nous osons avancer qu'elle ne l'est point, pour nous, dans la pratique.

L'homme sédentaire est, toutes choses égales du reste, plus sujet aux embarras gastrique et intestinal, que celui qui mène un genre de vie actif. Les organes de ce dernier, suffisamment agités, usent et réparent à tout moment les forces de la nature. Le cultivateur, dont les membres sont continuellement exercés, a une circulation et une respiration plus énergiques, une absorption plus complète, des exhalations plus parfaites: les alimens les plus grossiers passent dans son estomac robuste sans lui faire éprouver de sensation désagréable ; s'ils lui fournissent proportionnellement beaucoup moins de chyle, du moins la quantité supplée à la qualité. Si la nature de ses alimens est mauvaise, ses organes, qui les élaborent avec rapidité, n'en sont que très-peu affectés. Le cultivateur n'a donc d'embarras gastriques, que parce qu'il s'expose à toutes les intempéries de l'air. Sa transpiration est souvent répercutée sans que cet accident lui communique de pénibles sensations, par la raison que de plus grands efforts sont nécessaires pour léser des organes plus robustes. Il n'est cependant pas exempt de maladies; mais, toutes choses égales d'ailleurs, il en est beaucoup moins souvent affecté que tout autre individu ne le seroit sous l'influence des mêmes causes. L'homme sédentaire, au contraire, est obligé de veiller à l'entretien de l'équilibre de ses fonctions organiques : au moindre froid, il doit prendre des vêtemens plus chauds. A table, il est obligé de faire un choix des mets qu'il digère avec plus de facilité ; il doit être sobre, ne point abuser des liqueurs spiritueuses; mais il lui est difficile de se maintenir dans les bornes d'une tempérance toujours égale et proportionnée à l'état actuel de ses fonctions organiques ; il est souvent menacé ou affecté d'embarras gastrique et intestinal. On diroit que l'invention des médicamens purgatifs a été faite pour lui seul.

L'homme qui passe, d'une manière transitive, de l'action au repos, est aussi plus exposé aux embarras des voies digestives. Théophile part pour la chasse, plaisir auquel il ne se livre que rarement ; il y fait beaucoup d'exercice, se met en nage, et rentre en son domicile, excédé d'appétit et de fatigue. Il se livre, sans ménagement, au plaisir de la table, et garde le repos afin de se refaire de sa lassitude. Il a d'abord déterminé une action vive des sécréteurs de la peau, et une irritation aux surfaces articulaires ; mais faute d'être entretenue, cette action s'est éteinte tout-à-coup pour faire place à celle que le repas inusité a déterminée sur les voies alimentaires ; les fluides qui avoient été poussés vers la surface, sont maintenant attirés au dedans par l'exaltation qui vient de s'y développer. La muqueuse de l'estomac fait ses fonctions avec exubérance ; plus de mucus est sécrété ; plus de bile coule dans le duodénum, ainsi que de suc pancréatique ; la bouche devient pâteuse, amère ; il y a suppression d'appétit : enfin, l'on voit se développer tous les symptômes d'un embarras gastrique, qui réclame l'usage des évacuans. Théophile est fort heureux que la surexcitation de l'estomac n'ait pas dépassé les bornes de la modération.

La personne qui fait usage d'alimens de haut-goût, s'expose à la même indisposition, en ce que ces alimens excitent trop la muqueuse digestive , et lui font sécréter trop de mucus. Ce mucus surabondant ne fait que vicier les substances alimentaires , et ne peut en être dissous; les alimens ne peuvent le diviser, le détacher et l'entraîner; et sa présence nécessite impérieusement le secours des délayans suivis des évacuans.

Les alimens de difficile digestion produisent le même effet, en ce sens que , trop peu susceptibles d'être divisés par les sucs gastriques, ils séjournent dans l'estomac , lui deviennent à charge, et enfin lui communiquent de l'irritation.

Les alimens indigestes amènent le même résultat que ceux de difficile digestion : l'usage de ceux qui engendrent des acides ou des alcalis, dans leurs combinaisons avec les sucs gastrique , biliaire et pancréatique , procurent également l'embarras gastrique ou intestinal.

La colère, l'ambition démesurée, le chagrin , les longues contentions d'esprit, peuvent aussi amener cette indisposition. L'on sait que dans toutes passions tristes ou gaies, trop exaltées , on éprouve un spasme , un resserrement vers le centre nerveux épigastrique, qu'on désigne vulgairement sous le nom de *serrement de cœur*. Les esprits vitaux se concentrent sur ce point sensible, y déterminent de la douleur, douleur qui elle-même attire à son tour un concours de fluides.

L'on voit que les causes physiques ou morales de cette affection sont très-multipliées ; mais cette affection elle-même ne reste pas constamment dans les limites qui lui sont assignées ; n'est-elle pas le résultat d'une excitation plus qu'habituelle ? cette chaleur inusitée ne peut-elle pas occasionner un ferment, et par suite une transformation chimique du mucus, et des autres sucs de l'estomac et du duodénum ? ces sucs ainsi transformés ne peuvent-ils pas devenir de puissans agens d'irritation ? dès que cette dernière s'est développée, doit-il être question de l'emploi des évacuans, ou bien doit-on se borner à l'usage des moyens adoucissans, jusqu'à ce que l'irritation ait cédé ?

Une cause analogue, dans ses résultats, à celles dont nous venons de parler, c'est la crasse qui recouvre et enduit la peau des personnes qui négligent les soins de propreté. Les glandes sébacées forment une humeur grasse, huileuse, fort tenace, qui rend nécessaire à l'homme l'usage fréquent des bains, et même des savonnades ; car l'eau dissout très-difficilement cette matière suifeuse, gluante, quand surtout on a négligé, pendant un certain temps, de s'en délivrer. Ce gluten, ou plutôt ce vernis dont toute la surface du corps est plus ou moins recouverte, intercepte la transpiration ; la nature opposant à cet obstacle une forte impulsion centrifuge, une forte chaleur se développe à la peau, ce qui souvent engendre des boutons, des gales, des dartres, des furoncles, et même des dépôts flegmoneux et des ulcérations. Mais si, trop peu énergique pour cette action répulsive, la nature se laisse vaincre, les organes intérieurs sont forcés d'accepter ce que la peau refuse, et pour peu que la muqueuse digestive soit excitée, c'est vers elle que se fait le mouvement fluctionnaire.

On n'observe en Russie que très-peu de gastrites chez les gens qui vivent sobrement , par
la raison sans doute qu'ils font usage d'un bain
d'étuve, et d'une savonnade au moins une fois
par semaine. On n'y voit que peu ou point de
dartres, et autres exanthêmes cutanés ; tandis que
chez les Juifs de Pologne , qui pour la plupart
ont la mauvaise habitude de la saleté , on observe
les maladies externes les plus dégoûtantes ; et une
infinité de gastrites et de gastro-entérites.

Si les répercussions de la périphérie produisent
des irritations dans les organes de la digestion
(nous ne faisons pas ici mention des lésions nombreuses que de semblables causes peuvent produire sur divers organes, car pour cela il faudroit faire un traité de pathologie générale) , l'on
peut remarquer qu'il en est de même de la répercussion des sécrétions de ces derniers organes
relativement à la peau. Quand, par une cause
quelconque, la muqueuse digestive ne peut exhaler le mucus, la nature faisant jouer les ressorts
qu'elle manie si heureusement , porte à la peau
plus de fluide , et y détermine de la sueur, des
éruptions de papules, et souvent des érysipè-
les, etc., auxquels on a donné l'épithète de bilieux, ainsi qu'à certaines ophtalmies, péripneu-
monies, etc., etc. Ces affections peuvent fournir
l'indication des évacuans , surtout si le défaut
d'exhalation de la muqueuse provient de l'obstacle d'un mucus trop épais, trop invisquant, qui
ferme les issues de ses exhalans ; mais si c'est parce
qu'ils sont trop irrités que ces exhalans refusent

de faire leurs fonctions, elles ne fournissent absolument d'autre indication que celle de la méthode antiphlogistique : c'est surtout dans ces
cas qu'il faut agir avec sagacité et prudence, et
craindre de transporter une irritation d'un point
où elle ne peut guère amener de funestes résultats, sur un point si important et si susceptible
que celui des voies digestives. La nature a mis
tous ses efforts à repousser son ennemi loin du
centre de la vie, et l'art commettroit la plus
grande imprudence, en l'y ramenant. Quand
même il seroit bien assuré que l'embarras gastrique est la cause première et encore exis-
tante de la maladie qu'on a à combattre, il faudroit s'abstenir de l'emploi des évacuans, pour peu
qu'on eût des raisons de craindre qu'ils excitent
trop l'estomac; et d'ailleurs, cette cause cesse d'être
considérée comme le principe morbifique, dès
qu'une inflammation quelconque s'est déclarée.
Sydenham, le sage, le grand Sydenham avoit fort
bien fait cette remarque. Une cause première,
disoit-il, n'est qu'occasionnelle, et ne présente
que rarement une indication à remplir dans le
traitement des maladies. Le véritable principe
morbifique c'est l'inflammation elle-même; c'est
elle seule qu'il faut tâcher de détruire. Cet illustre médecin qui regardoit l'impression d'un air
froid sur la peau, comme la cause la plus ordinaire des maladies sporadiques, ne tira cependant de là aucune indication curative directe;
et, loin d'employer les moyens échauffans, il
devint le père de la méthode rafraîchissante. Il

savoit donc bien, cet habile médecin, que la connoissance des causes occasionnelles a plus de rapport à l'hygiène qu'à la thérapeutique.

Pierre, par une journée du mois de juillet,
s'occupe avec ardeur aux travaux de la moisson :
son corps est couvert de sueur ; une soif inextin-
guible l'oblige à boire une certaine quantité d'eau
nouvellement puisée. Pierre va prendre son repas sous la feuillée, à l'exposition du nord : un
vent frais frappe sur sa peau humide, et fait rentrer la sueur qui couloit abondamment. Pierre
se livre au sommeil, et la méridienne achevée,
il se lève, mais avec une douleur de côté qui
l'empêche de respirer librement ; il veut continuer son ouvrage, mais ses membres appesantis
s'y refusent. Rendu au logis, il tousse, il crache
du sang pur et vermeil ; il a de la fièvre. Le médecin appelé déclare qu'il y a pleurésie, prescrit
les boissons douces et tièdes, la diète, une saignée,
et un vésicatoire sur le point douloureux ; au bout
de cinq à six jours, Pierre en est quitte pour la
peur, et pour un reste de foiblesse qui réclame
de l'attention et du repos. Que seroit-il donc
arrivé, si, au lieu de faire une saignée au patient,
on eût cherché, par des moyens échauffans, à
rappeler la sueur supprimée ?

Anne a ses menstrues depuis la veille : elles
ont coutume de couler pendant quatre jours ;
mais Anne va au ruisseau laver du linge ; elle
se mouille les genoux et les cuisses ; rentre chez
elle, transie de froid, et ses menstrues sont sup-
primées. Une douleur dans un bras l'éveille dans

la nuit suivante, et lui communique une fièvre violente, etc. Le médecin consulté prescrit une application émolliente sur le bras malade, une tisane délayante, et retranche de la quantité d'alimens ordinaires. La douleur du bras ne diminue pas, et la fièvre augmente : une saignée fait amender tous les symptômes qui finissent par céder peu à peu, et la malade est rétablie long-temps avant l'époque de l'apparition des règles, qui ne reviennent qu'au temps marqué par la période naturelle. On ne s'est point du tout ici occupé de la suppression ; on n'a point cherché à faire reparoître la menstruation, et pourtant sa suppression est la cause déterminante de la maladie, qui a cédé au traitement qui lui convenoit. Que seroit-il arrivé, si, par des éménagogues, on eût cherché à ramener les règles d'Anne?

Je vous parle souvent, Monsieur, d'irritation et d'inflammation, sans être positivement assuré que vous comprenez bien la signification de ces mots ; je vais tâcher de vous en instruire au moyen des faits et du raisonnement.

Une irritation est cet état de douleur et de picotement, accompagnés de contractions fibrillaires plus ou moins vives, plus ou moins désagréables à celui qui les éprouve. Un bain de pieds synapisé, irrite simplement la peau ; la vapeur du charbon irrite la conjonctive, la pituitaire, les bronches : l'irritation n'est pas l'inflammation, mais elle en est le premier degré.

L'inflammation est cet état de chaleur, gonflement et douleur, avec plus ou moins de rou-

geur, plus ou moins de fièvre locale ou générale.
Dans l'inflammation, les vaisseaux capillaires, qui
ne contiennent pour l'ordinaire qu'une humeur
blanchâtre et limpide qu'on nomme sérosité, sont
remplis et gonflés de sang, et une pulsation vive
s'y manifeste. Ces vaisseaux trop distendus par le
sang qu'y attire la douleur, finissent souvent par
se déchirer, et alors que cela arrive, le sang se
répand dans les tissus environnans, et il y a ecchymose. Ce n'est pas tout ; la suppuration ou la
gangrène peuvent souvent terminer l'inflammation, et entraîner la perte des tissus où elle a son
siége. Il est donc très-important de remédier de
suite aux désordres de l'inflammation, de la détruire de bonne heure, et par-dessus tout, de
s'opposer à son développement, quand cela est
possible.

L'inflammation n'amène pas toujours la morti-
fication des tissus sur lesquels elle a son siége ;
mais elle peut y laisser des traces plus ou moins
sensibles, plus ou moins considérables. C'est ainsi
qu'on la voit se maintenir à un état de foiblesse
et de lenteur souvent très-long-temps prolongé,
ce qui lui fait donner la dénomination de chronique ; former des tumeurs plus ou moins dures,
des squirres, des carcinomes, etc., etc.

Qu'une inflammation se manifeste à la jambe,
par exemple, on la traitera par la saignée locale,
si l'on veut la faire disparoître avant qu'elle ait
pu acquérir tout son développement, ou bien
on se bornera à la combattre au moyen d'applications émolientes, qui, si elles ne l'enlèvent

point, en diminuent au moins l'intensité. Les moyens généraux seront la diète, le repos de la partie, et les boissons rafraîchissantes (1).

Qu'une inflammation se déclare à l'œil, on aura recours très-promptement à des moyens analogues à ceux dont nous venons de parler ; il en sera de même pour un mal de gorge ; et la même médication seroit mise en usage également pour les inflammations du tube digestif, si leur diagnostique étoit aussi parfaitement connu que celui des inflammations de l'extérieur. Mais, accoutumé à ne juger que sur une apparence futile, à ne considérer que l'effet sans en rechercher la cause, l'homme sans instruction, sans observation, ne voyant que les matières qui surchargent la langue, s'imagine que la cause du mal ne consiste que dans ces matières, et qu'en les enlevant de l'estomac où elles siégent princi-

---

(1) Les inflammations sanguines (car il y en a de diverses classes), se traitent de plus d'une manière; 1°. si elles sont légères, on les fait quelquefois disparoître par des applications résolutives, astringentes, etc.; 2°: si elles sont intenses, on peut les faire avorter en les désarmant; c'est-à-dire, en leur soustrayant un de leurs plus puissans alimens : le sang. Ce moyen requièrt une profonde connoissance des forces vitales du sujet. 3°. D'autres fois, se bornant à écarter tout modificateur extérieur, capable de les exaspérer, la diète, les émoliens et les délayans, sont les moyens qu'alors on leur oppose; elles peuvent se diminuer lentement, et cesser comme d'elles-mêmes, ou bien passer à la suppuration. 4°. Enfin, on cherche dans quelques cas à les détourner du lieu qu'elles occupent, en les attirant sur des localités où leurs résultats doivent être moins funestes à l'individu; mais cette dernière manière de les traiter, exige de leur part une certaine disposition à la mobilité, ou une intensité modérée...... La première de ces manières s'appelle résolutive, la seconde antiphlogistique, la troisième expectante, et la quatrième dérivative ou révulsive, suivant les cas.

palement,

palement, cette cause disparoîtra, et par suite les effets seront anéantis. Autant vaudroit-il penser que le rhume de cerveau seroit bientôt guéri, si l'on se mouchoit assez fort pour expulser des narines toutes les matières glaireuses qu'elles contiennent ; qu'un ulcère auroit bientôt disparu aussi, si l'on essuyoit avec soin le pus qui transsude à sa surface.

A la suite de l'application d'un vésicatoire, il s'écoule de la partie beaucoup d'humeur séreuse ; ensuite l'érosion suppure plus ou moins long-temps, et l'on entretient cette suppuration quand elle menace de s'arrêter, au moyen d'applications capables de maintenir et d'augmenter l'irritation : car on ne dira pas que les pommades épispastiques sont des corps adoucissans. Il arrive souvent que ces applications, loin de faire suppurer la plaie, ne font que l'échauffer, l'enflammer davantage, la rendre très-douloureuse, y causer des ulcérations, et y déterminer même de vrais points gangreneux. N'en arrive-t-il pas autant à l'estomac et aux intestins auxquels on envoie des vomitifs et des purgatifs, lorsqu'ils sont phlogosés ? On les excite souvent et long-temps à une abondante sécrétion de mucosités ; on agite le foie et le fiel de manière à leur faire donner une plus grande quantité de bile, et ces excitations amènent souvent tout le résultat qu'un médicastre humoriste désire : mais enfin il peut arriver et il arrive souvent, en effet, que l'inflammation parvient à son apogée, et que les tissus sont, par suite, nécessairement désorganisés.

Ne voit-on pas, dans une inflammation aiguë, le vésicatoire n'être suivi d'aucune évacuation séreuse ni purulente ? Ne le voit-on pas enflammer la peau dès le premier jour, et y déterminer promptement une escarre gangreneuse ? Pourquoi ne seroit-on donc pas enclin à craindre de semblables accidens de la part des évacuans sur la muqueuse gastro-intestinale ?

Quand nous procédons à l'autopsie cadavérique d'un individu mort à la suite d'une inflammation de ces voies, qu'observons-nous à leur surface ? une membrane musculeuse si contractée que souvent l'organe a totalement changé de figure ; d'autrefois un épaississement considérable de la totalité des tissus, et enfin, une muqueuse rouge ou diversement colorée, sur laquelle on remarque, ou des ulcérations, ou des points gangreneux, ou d'autres désordres, et une telle réplétion de ses vaisseaux, qu'il suffit de l'œil nu pour suivre leurs traces jusqu'au bout des capillaires les plus déliés.

Avez-vous, Monsieur, remarqué ce lacis de vaisseaux capillaires, gorgés de sang, dans l'inflammation de la surface de l'œil ? Hé bien ! voilà ce qui peut vous donner une idée de l'état de la muqueuse digestive enflammée ; c'est dans un réseau pareil que cette membrane est encadrée, enclavée, enchaînée.

Dans l'inflammation de la peau, on conçoit comment les capillaires peuvent se désengorger, se vider du sang qu'ils contiennent ; l'on sait que la peau a un très-grand ressort, et que des applications froides et astringentes peuvent faire retirer son tissu sur lui-même, et donner lieu à ce que le sang soit repoussé jusque dans ses vaisseaux à ample calibre ; mais, par la raison contraire, s'il est facile de concevoir comment les capillaires de la muqueuse digestive peuvent être gorgés de sang, ce qui ne l'est pas, c'est le mécanisme au moyen duquel ce sang peut en être expulsé. En effet, une membrane à tissu spongieux, pour ainsi dire, lâche, mou, n'est guère susceptible de contraction spontanée ; elle se laisse facilement distendre, enflammer, excorier, mais elle n'a guère de moyens pour remédier par elle-même à de telles lésions.

Quand donc on dissèque l'estomac ou la portion d'intestin sur lequel l'inflammation a exercé ses ravages pendant la vie, on en détache la membrane muqueuse avec la plus grande facilité, et c'est alors qu'on se demande comment elle auroit pu résister à la violence des vomissemens : en effet, elle n'y résiste pas toujours, puisqu'on a vu des malades en vomir des portions, et en rendre par les selles. Il se fait quelquefois des hémorragies et des excoriations mortelles ou d'une curation si longue, que les forces digestives, et, par suite, celles de la totalité du sujet, ne peuvent plus s'en relever.

Si l'on s'étonne qu'une inflammation des organes de la digestion se développe si fréquemment sans ce vif sentiment de douleur qui accompagne les inflammations de l'extérieur, nous, physiologistes, n'en sommes pas surpris, puisque

5.

nous savons que les organes abdominaux sont sous l'influence du nerf grand sympathique de la vie organique, existence particulière que le cerveau ne juge que très-imparfaitement, surtout pendant la veille; mais pendant le sommeil, le malade éprouve cette pénible sensation, qu'on peut même appeler affreuse. Les rêvasseries les plus singulières, les sentimens de lacérations, de piqûres, attribués à la présence d'animaux féroces ou de spectres dévorans et diaboliques, en sont le triste fruit. Il me souvient parfaitement de ces pénibles sensations que j'éprouvai lorsque je payai mon tribut à un typhus nosocomial, dans les prisons de guerre de la Russie (1).

Quoique le malade ne rapporte pas toujours ses douleurs au siége d'où elles émanent, le médecin physiologiste le devine, ce siége, au moyen de l'examen du pouls, de la respiration, des sécrétions, de l'état de la peau, du toucher, et principalement à l'inspection de la langue, du bas-ventre, et de toutes les sympathies que l'état morbifique de ces organes a l'habitude d'éveiller.

---

(1) Ainsi que nous l'avons déjà exposé à la fin de la dédicace, cette cruelle épidémie fit un affreux ravage à l'hospice des enfans trouvés de Moscou. Plus de quatre mille militaires, accumulés dans l'aile sud de ce bâtiment, depuis le premier jusqu'au cinq et sixième étage, n'ayant ni police, ni infirmiers en titre, déposoient leurs excrémens dans les recoins de longs corridors, qui n'étoient jamais nettoyés. C'est de ces foyers infects que s'élevèrent les miasmes qui occasionnèrent le développement d'une maladie, qui, sans le froid excessif qui ne tarda pas à survenir, se fût indubitablement propagée jusque dans le sein de la ville; car, malgré cette heureuse circonstance, plusieurs Russes attachés à la maison, ou habitans du voisinage, lui payèrent le déplorable tribut.

Enfin, le médecin, si je puis m'exprimer ainsi, lit dans l'ensemble des fonctions organiques, et dans l'état des organes en général, ce qui se passe sur un point déterminé.

Le médecin philosophe ne peut donc voir qu'avec peine que des personnes sans instruction se permettent de médicamenter des malades ; il gémit des maux sans nombre qui peuvent résulter de l'impéritie de ses confrères, et frémit de la hardiesse des empiriques : il va même plus loin ; il s'afflige de leurs succès de hasard, comme un bon père de famille, du bonheur que son fils a éprouvé au jeu, qu'il sait être la passion de ce fils qu'il brûle d'arracher à ce penchant dangereux.

Quand les représentations des hommes de l'art parviendront-elles à faire entendre aux autorités constituées, qu'elles doivent tenir rigoureusement la main à l'exécution des lois sur l'exercice de la médecine ? qu'elles doivent s'opposer à l'exercice de ces médecins de place publique, qui, abusant de la crédulité populaire, vendent, distribuent à tout venant, de la manière la plus inconvenante, des purgatifs d'autant plus violens, qu'ils sont contenus sous un plus petit volume, et dont l'effet peut être très-préjudiciable à la santé des personnes qui en font usage, quoique ne produisant pas d'accidens toujours faciles à observer. Quand poursuivront-elles ces médicastres obscurs, qui traitent, par de prétendus secrets, et par ces remèdes à grands effets apparens, qui séduisent la multitude toujours crédule et victime ? Quand traduiront-elles devant les tribunaux ces personnes qui prétendent être instruites en médecine, et qui traitent les malades avec une apparente charité, tandis qu'elles se font rembourser leurs drogues, et entretiennent leur cuisine des présens nombreux qu'on leur apporte ? Ces dernières font le double mal d'usurper une réputation, et de retarder ou empêcher l'appel du véritable médecin. On ne peut noter le préjudice qu'elles apportent à la santé des hommes, et les décès précoces qu'elles occasionnent.

Nous venons de dire que les purgatifs violens que vendent les saltimbanques, et que certains pharmaciens médicamenteurs vendent aussi, soit à titre de vermifuges, soit autrement, sous forme de pilules, pastilles, trochisques, bols, élixirs, etc.; que ces purgatifs, disons-nous, qui ne peuvent être pris que parmi les drastiques, ne font pas toujours un mauvais effet promptement appréciable, et cela s'explique très-bien, par la raison que nous avons déduite plus haut, que les organes abdominaux sont en grande partie sous l'influence de la vie organique, vie dont les lésions diverses ne se manifestent pas toujours à nos sens. De plus, les inflammations des voies digestives ne peuvent pas être accompagnées de douleurs si vives que celles qui surviennent sur des organes dont le tissu est dense, serré. L'on conçoit facilement que pour gonfler, dilater un tissu, l'inflammation fera d'autant plus sentir ses efforts, procurera d'autant plus de douleur que le tissu lui opposera plus de force et de cohésion.

On éprouve, il est vrai, de vives douleurs dans les coliques; mais ces douleurs proviennent de la distension violente qu'éprouve la musculeuse et les autres membranes, de la part des gaz qui sont accumulés dans les intestins, et des diverses torsions qui sont autant le fait de ces gaz que celui de la position de ces organes.

L'estomac et les intestins peuvent être atteints d'inflammation chronique, sans que le malade s'en doute, et que le médecin reconnoît par les résultats inséparables de cette affection. Le sujet se plaint souvent de coliques sourdes, de maux d'estomac, qu'il attribue seulement à des vents dont en effet ses organes sont souvent fatigués; il ne peut se coucher que de telle manière ou sur tel côté; il ne souffre que difficilement la pression de ses vêtemens; il n'a point d'appétit, ou en a un bizarre; il ne mange que très-peu, ou bien il mange beaucoup plus que de coutume, à certains jours; il est privé de sommeil ou dans un état continuel de somnolence; il maigrit ou acquiert une obésité graisseuse; quelquefois son teint est fortement coloré, surtout au nez et vers les pommettes; le plus souvent, il a quelque chose de sombre, de terreux, de plombé, le tout suivant le tempérament ou l'idiosyncrasie du sujet.

Cette maladie, cette disposition prochaine aux inflammations aiguës des intestins, est infiniment plus commune qu'on ne le pense : toutes les causes de maladies aiguës peuvent l'être d'affections chroniques, lorsque des circonstances quelconques s'opposent au parfait développement des premières. Ainsi, l'exposition fréquente aux intempéries de l'atmosphère, l'usage habituel d'alimens inconvenans ou en trop grande quantité, l'abus des liqueurs fermentées, spiritueuses, acides, astringentes, aromatiques, etc., l'abus de certains plaisirs ; et enfin le peu d'attention à suivre un régime convenable pendant les convalescences.

Les personnes atteintes de flegmasie chronique des organes de la digestion, sont tout aussi sujettes à en contracter d'aiguës, que celles qui ont une ophtalmie chronique le sont à éprouver une inflammation vive de l'œil. Combien de précautions ne demande pas la présence d'un ennemi aussi dangereux !

Lorsqu'une maladie épidémique vient à se manifester, soit qu'elle ait été importée de climats éloignés, soit qu'elle résulte d'effluves pernicieux se développant sur le sol par une cause quelconque, quels sont les individus qui en sont le plus soudainement frappés? Dirons-nous avec le docteur Martinet, que ce sont les personnes qui offrent le moins de résistance vitale, ou bien penserons-nous avec le professeur Broussais, que c'est celles qui sont atteintes de flegmasies chroniques des voies digestives? Sans doute il faut croire que ces deux circonstances doivent concourir au même but ; mais comme il est facile de mettre l'une de ces causes en évidence, et qu'on ne peut que supposer l'autre, nous nous arrêterons à l'opinion du grand maître, qui, du reste, a reçu une sanction suffisante par les observations faites à Barcelone, au Port du Passage, pendant que la fièvre jaune y exerçoit ses ravages, et en Grèce, plus récemment encore, dans une épidémie de typhus (1).

Le professeur Broussais prétend même que cette affection prédispose surtout aux fièvres de toute espèce ; car il attribue la classe nombreuse de ces maladies à une cause unique, accompagnée de symptômes plus ou moins intenses, plus ou moins diversifiés, et la gastro-entérite est cette cause. Il n'est pas de notre objet de discuter sur cette opinion, qui, bien qu'ayant de grandes probabilités en sa faveur, n'est pas encore définitivement reçue. Nous aurons sujet d'y revenir un peu plus loin (2).

Les hémorragies intestinales, les stomacales (mœléna, ématémèse), sont le résultat de gastrites et d'antérites aiguës ou chroniques : plusieurs maladies du foie, de la rate, du pancréas, du

---

(1) En effet, qui a jamais été plus exposé aux irritations gastro-entérites que de jeunes soldats tels que ceux qui firent la campagne de Russie? qui a pu en être plus sûrement atteint que ces vieux guerriers qui ont suivi long-temps le régime échauffant des camps; dénués de tout; manquant, surtout lorsque l'armée se réunit en masse, de comestibles convcuables; buvant fréquemment de mauvaise eau-de-vie de grains à profusion; joint à cela, l'exposition à toutes les intempéries de l'atmosphère, et la fréquente humidité du terrain des bivouacs, dans un pays presque partout marécageux? Tout cela n'est-il pas suffisant pour nous convaincre que ces affections des voies digestives étoient très-communes parmi les malades et blessés de l'hôpital des enfans trouvés.

(2) Quoique la gastrite ou l'entérite, ou bien la gastro-entérite soit la lésion qui, dans le plus grand nombre de cas, produit les fièvres dites essentielles, ou complique d'autres lésions auxquelles elles sont dues, on n'en a pas moins la certitude que ces antités peuvent être et sont en effet quelquefois dues à des affections où celle-ci n'entre pour rien : on voit par le développement de la doctrine physiologique que M. Broussais reconnoît l'existence de ces cas.

mésentère, enfin de la vésicule du fiel, reconnoissent aussi ces affections pour cause première;
la péritonite lui est aussi très-souvent consécutive.
La juxta-position de ces organes, leurs communi-
cations médiates ou immédiates, sont les voies par
lesquelles ces diverses modifications morbides leur
sont transmises. L'épine enfoncée dans un doigt,
détermine l'engorgement des glandes de l'aisselle
et du pli du bras; l'inflammation gutturale, celle
des glandes parotides; la dent cariée, celle des sub-
mentales, des labiales, etc.; l'inflammation des
narines peut amener l'ophtalmie, la frénésie
même; enfin, l'inflammation du larynx et des
bronches, la phthisie tuberculeuse, etc., etc. Tous
ces points d'analogie suffiront pour démontrer la
vérité de notre assertion.

D'après ces données, nous pouvons nous faire
une assez juste idée des maladies passagères innom-
brables auxquelles tant de personnes sont sujettes.
L'on se plaint de ne pouvoir supporter certains
alimens, d'acides, de pyrosie, de cardialgie, de
nausées, de vomissemens fréquens, de rapports
œufs couvés, de flatuosités, de coliques, de dévoiement, de constipation, de migraines, d'in-
somnies, de somnolence habituelle; bref, d'une
foule d'accidens qui se manifestent sur des organes voisins ou éloignés du centre de la digestion,
que le médecin sait bien apprécier, mais que le
vulgaire attribue à des êtres fantastiques, à des
spasmes nerveux, ou à des foiblesses d'estomac,
etc., etc. : de là, l'emploi de cette foule de remèdes absorbans, toniques, antispasmodiques,

eccoprotiques, carminatifs, etc.; tous moyens qui peuvent avoir leurs degrés d'utilité, mais auxquels une prétendue expérience a accordé beaucoup trop de valeur, tandis que l'observation a fait reconnoître ou leur inutilité, ou le danger de leur emploi.

Urbain se trouve dans une position assez semblable à celles dont nous venons de faire l'énumération; c'est-à-dire, qu'Urbain a une inflammation chronique de la muqueuse digestive. Un matin, à son réveil, il s'écrie : J'ai mal à l'estomac; qu'on me prépare du thé... Le thé pris, la douleur est engourdie, assoupie pour quelques instans, quelques rots en ont été l'issue apparente; mais bientôt elle est revenue : le voisin, l'ami consulté, a dit qu'une infusion de camomille l'avoit guéri de pareil malaise : nouvel essai de la part d'Urbain, nouveau succès éphémère. Une commère survient, qui ordonne l'eau de coings, la liqueur du pauvre homme, l'anisette de Bordeaux : autre essai; mais, pour le coup, le mal augmente, car ces moyens échauffans ne peuvent être insignifians. Que ferai-je donc, s'écrie Urbain; les vents me désolent? Mondor qui, dans sa jeunesse, fut l'ami, le compagnon du modeste Urbain, instruit par hasard de ses souffrances, lui envoie quelques cuillerées d'un excellent élixir stomachique de Garus, dont il fait lui-même usage avec beaucoup de plaisir. Urbain prend ce nouveau remède avec confiance; mais, hélas ! il n'en devient que plus malade. Quelques jours se sont passés dans de vives souffrances, lorsqu'un autre ami, vieux militaire, couvert de glorieuses cicatrices, vient visiter Urbain, et se fait raconter au long l'histoire de ses souffrances... Bah ! bah ! dit-il, quand j'étois au bivouac, et que l'humidité de l'air et de la terre me communiquoit des coliques, je faisois de l'eau-de-vie brûlée ; j'en buvois un ou deux bons verres, et dans quelques minutes, je redevenois gaillard. Le pauvre Urbain qui, dans une circonstance pareille, eût eu vingt remèdes spécifiques à proposer à ses amis, effrayé, étonné de son propre mal, ne sait plus qu'écouter les conseils d'autrui ; il suit ce dernier comme il a suivi les autres. Bientôt une fièvre continue, violente, avec abattement des forces locomotrices, se manifeste ; une gastrite aiguë enfin s'est déclarée, et l'on finit par appeler le médecin. Quel fut l'étonnement d'Urbain, lorsqu'il vit qu'on lui appliquoit vingt sangsues sur le creux de l'estomac , à la suite desquelles on apposa le cataplasme émollient ; on lui prescrit une boisson acidulée et gommée, de l'eau de poulet, une diète rigoureuse..... Peu de jours suffirent pour le soulager notablement, et sa guérison vint peu à peu. Urbain auroit dû commencer par où il finit : mais tous les hommes sont faits ainsi ; le terrain immense des probabilités est celui qu'ils aiment à parcourir, et ce n'est que lorsqu'ils sont excédés du vague qu'ils prennent la ligne directe.

« L'indication de solliciter l'estomac par les toniques (dit le professeur Broussais), ne se tire ni de la foiblesse, ni de la maigreur, mais plutôt de la pâleur de la langue, ainsi que du sentiment de lenteur de la digestion, lorsqu'on a fait usage d'alimens peu stimulans. Elle peut aussi résulter des douleurs de l'estomac, des rots, des borborygmes et des coliques qui accompagnent ces sortes de digestions, lorsque ces accidens disparoissent avec l'usage d'alimens d'une propriété plus stimulante. »

Les substances toniques et cordiales, prises comme médicament, agissent à mon sens, non en réparant, mais en sollicitant l'emploi des forces dont la nature est susceptible : ce n'est donc que pour augmenter l'action d'un ou de plusieurs organes, qu'on fait usage des substances toniques; il ne faut donc les employer que lorsque ces mêmes organes sont dans un état de langueur ; car, s'ils sont dans l'état normal, il est pour le moins inutile de les tonifier ; et s'ils sont disposés à l'irritation, on ne peut manquer de les enflammer par une surexcitation insolite.

Les vrais toniques et cordiaux sont pris dans les substances alimentaires, convenablement préparées et administrées. Les gelées animales ou végétales, les bouillons, etc., etc., sont les substances vraiment réparatrices des forces corporelles ; et ce ne doit être que lorsque les organes préposés aux fonctions assimilatrices, n'ont point assez de ton pour les réunir à notre propre substance, que l'on doit appeler les amers, les spiritueux, etc., à leur aide (mais si peu qu'il y ait irritation, ces modificateurs doivent être exclus).

En général, le vin dissout très-mal les substances alimentaires, et les liqueurs plus spiri-

tueuses ne les dissolvent pas du tout, à l'excep-
tion de quelques parties résineuses, aromatiques, etc. Pour s'en assurer, on n'a qu'à essayer
de dissoudre une substance mucilagineuse, telle
que de la gelée, dans une liqueur alcoholique, et
l'on verra que, loin de la dissoudre, la liqueur
ne fera que crisper et réduire en petits globes
durcis la substance soumise à l'expérience.

Joseph Raulin (Traité des affections vaporeuses
du sexe), défend très-expressément l'usage du vin
aux enfans, parce qu'il prétend que cette liqueur
est très-peu miscible à leurs humeurs, où le
flegme domine. Il attribue à cette liqueur la propriété de faciliter la génération des entozoaires,
qu'il regardoit comme l'une des causes prochaines
la plus commune des maladies convulsives de
l'enfance. Cette opinion, le fruit d'une observation assidue, est assez d'accord avec ce qu'a
émis le père de la médecine physiologique sur le
même sujet. L'effet étoit connu, mais la cause ne
l'étoit que bien imparfaitement; c'est ce que nous
examinerons plus loin. Ainsi, mères tendres, parens affectionnés, qui, pour préserver vos jeunes
enfans de la vermine, leur donnez du vin à boire,
voyez comme souvent on peut prendre le chemin opposé au but qu'on se propose d'atteindre.

Si l'usage inconsidéré des toniques peut entraîner des résultats analogues à ceux des purgatifs (irritation, inflammation, et ce qui s'ensuit),
il est pourtant vrai de dire qu'il est des individus
qui font abus singulier de ces substances, sans
que leur santé en paroisse dérangée le moins du

monde ; mais s'il n'est pas de règle sans exceptions, jamais quelques exceptions n'ont pu servir
de base raisonnable à une règle générale. L'homme
est bien parvenu à accoutumer son estomac à certains poisons, comme il accoutume son corps à
un degré de froid ou de chaleur extraordinaires :
cosmopolite, il a bien pu vivre alternativement
dans tous les climats ; mais tous ne lui sont pas
également salubres ; mais il n'a pas les mêmes degrés de forces, d'énergie vitale, et de beauté dans
les divers pays.

Je suis cependant loin, Monsieur, de vouloir
vous loger, ni me loger moi-même à l'enseigne
des abstèmes ; je suis, au contraire, de l'avis qu'il
est bon d'accoutumer son estomac à l'usage des
alimens et des boissons usuelles ; car l'impression
que ces substances feroient sur nos organes, si on
l'entreprenoit brusquement, seroit bien autrement préjudiciable : je ne blâme que l'abus, que
l'emploi immodéré de ces choses. En effet, à quoi
bon surcharger son estomac d'alimens échauffans,
de boissons spiritueuses ? peut-on ne pas s'effrayer
des dangers évidens qu'entraîne leur excès ? Sans
doute, si les voies digestives semblent tolérer quelquefois l'intempérance, elles ne s'y accoutument
jamais ; si quelques personnes résistent bien à l'action du vin et des liqueurs, c'est que leur estomac est très-robuste, ou bien qu'il est durci et
comme tanné par leur long usage, et qu'il a perdu
cette énergie de réaction, au moyen de laquelle
il s'en débarrasse par le vomissement.

Si l'ivrogne ne prend que très-peu d'alimens

solides, faut-il en induire que le vin le nourrit?
non, bien au contraire ; car l'estomac enflammé
ne fait plus ses fonctions ; une chaleur dévorante
y entretient sans cesse le désir de nouvelles boissons, et si le vin est préféré à des liquides rafraîchissans, c'est que ces derniers rendant le
buveur à la conscience de sa triste position, lui
font éprouver de pénibles sensations, tandis que
le vin, par un renouvellement d'ivresse, lui fait
oublier toutes ses craintes.

« Il est avéré, dit M. le docteur Chalvon, de
Maringues, que les corps de plusieurs personnes
livrées fréquemment aux excès dans l'usage des
liqueurs spiritueuses, ont été embrasés par le
simple contact d'une substance en état d'ignition. » (*Voyez Aimé-Lair, Essai sur les com-
bustions humaines.*)

Le café est une substance dont l'abus est beaucoup moins pernicieux que celui des liqueurs
spiritueuses, fermentées, etc. Il a pourtant des
qualités éminemment nuisibles, et produit des
accidens qu'on observe assez fréquemment chez
les personnes qui en font un usage journalier.
Il procure des spasmes et des tremblemens nerveux, accélère et augmente les flux hémorra-
giques, et donne des gastro-entérites chroniques :
le café est réellement plus nuisible qu'utile.

Ne pourroit-on pas en dire autant du chocolat,
et autres vraies misères de cette sorte, auxquels
le sucre fait trouver un goût exquis aux palais dé-
licats qui les savourent avec une confiance et un
respect dignes de risée? O hommes ! n'avez-vous

pas

pas assez de besoins réels, sans vous en créer de si merveilleusement factices ?

Je vous entends, Monsieur, vous récrier contre ces dernières phrases, et dire que le café et le chocolat ont bien leur degré d'utilité, et que d'ailleurs ce sont de précieux objets de commerce et d'industrie. Je suis parfaitement d'accord avec vous sur ce point ; mais ne m'est-il pas permis d'en blâmer l'abus, ne fût-ce que pour faire rougir une foule d'insensés qui s'épuisent la bourse et le tempérament, avec ces objets coûteux, sans trop savoir pourquoi ?

En général, toutes les substances médicamenteuses excitantes, telles que les mercuriaux, les sudorifiques, les diurétiques, les expectorans, les eaux minérales, etc., deviennent agens d'irritation, lorsqu'on en use inconsidérément. C'est à la muqueuse digestive qu'ils portent leurs premiers coups, puisque c'est par elle qu'ils sont reçus pour leur assimilation ; le médecin doit donc avoir le plus grand égard à l'état des voies digestives, toutes les fois qu'il ordonne l'ingestion d'un médicament quelconque. Ces réflexions m'amènent tout naturellement à demander à certains chirurgiens, pourquoi ils purgent les malades auxquels ils se disposent à faire une opération ? Cette préparation peut être utile, quand il existe un embarras gastrique ou intestinal concomittant ; mais, hors ce cas, les moyens évacuans ne peuvent avoir que de dangereux résultats.

Chacun connoît l'excessive sensibilité du ventricule, qui s'observe chaque fois qu'une lésion extérieure détermine de la fièvre. Cela ne provient probablement que de ce que la sensibilité générale est très-exaltée, et que celle de l'estomac, dont la délicatesse est extrême, l'est davantage, à raison de sa plus grande susceptibilité. Ce fait est prouvé par la soif, et le défaut absolu d'appétit et de faculté de digérer les alimens solides, pendant un état fébrile inflammatoire, traumatique, etc.

Les substances vermifuges sont surtout très-irritantes. En effet, comment ne concevroit-on pas que des matières dont le principe est purgatif, amer ou aromatique, puissent détruire et faire évacuer des animaux contenus dans les intestins, sans exposer ces derniers à une irritation plus ou moins véhémente? Il faut donc qu'on s'attache à faire un choix judicieux de ces substances, approprié aux divers états du tube alimentaire, autant qu'à l'espèce de ces animaux qu'on veut expulser.

Les jeunes enfans qu'on retire de nourrice, pour les transporter au sein des grandes villes, sont trop exposés aux irritations de toute espèce sur leurs intestins, pour que nous ne leur consacrions pas ici un paragraphe.

Le chagrin commence la scène du malheur qui va porter des coups funestes au physique de l'homme. Bientôt le pauvre enfant devient pâle, maigre, ou blafard et bouffi. Si l'on soupçonne l'existence des vers dans ses intestins, on lui fait avaler force vermifuges, et c'est pour lui un grand bonheur, s'il rend quelques lombrics, car l'on suspend au moins son supplice pour quelque temps. On eût persévéré dans l'emploi des poisons vermifuges, si le petit être n'eût pas eu de vers ! Le nouveau régime de vivre auquel on le soumet est un autre inconvénient non moins pernicieux que le premier. Accoutumé à se nourrir de lait et de fécule, on lui donne soudain des sucreries, des viandes plus ou moins épicées, et surtout du vin, qu'on se complaît à lui voir avaler de bonne grâce. Bientôt son ventre devient gros et dur ; il souffre de coliques fréquentes, de diarrhée ou de constipation. Loin de se douter de la cause de son mal, on achève de l'échauffer par des potions, du vin sucré, des purgatifs. Comme à cet âge, les tissus sont peu susceptibles d'inflammations sanguines, c'est vers le système lymphatique que se manifestent les symptômes de l'irritation. La lèvre supérieure se gonfle, les ailes du nez s'épatent, les glandes du cou s'engorgent ; il se forme des tubercules dans le mésentère, dans les poumons ; la rate, le pancréas, le foie lui-même, s'engorgent : de là on conclut à l'existence du scrofule ; on administre conséquemment ou plutôt inconséquemment les amers, les spiritueux, les aromatiques, les élixirs antiscrofuleux, le bon vin, la rhubarbe ; bref, tous ces moyens irritans qui semblent être présentés alors par le génie de la destruction humaine.

Quoi ! s'écrieroient ces empiriques absolus et obstinés, on ose blâmer l'usage des antiscrofuleux ? Oui, nous osons blâmer un tel abus, et nous prouverons par des faits les plus évidens

6.

que tous ces engorgemens glanduleux, tubercu-
leux, lymphatiques, sont les fruits inévitables
des traitemens incendiaires avec lesquels on croit
les combattre, et qui, quand ils existent préalablement, les font dégénérer en carcinomes, ou
passer à la suppuration. La nature, sans cesse oc-
cupée à faire affluer vers l'abdomen, les liquides
au moyen desquels elle cherche à éteindre l'incendie qu'y allument les stimulans de toute espèce, les dépose dans les tissus qui sont les plus
propres à les recevoir : le bouleversement continuel de la circulation, des sécrétions et des ex-
crétions, s'oppose à ce que les solides acquièrent la consistance qui leur est nécessaire ; les
chairs sont flasques et gorgées de sucs dépravés ;
les os mêmes, ne recevant plus le sulfate calcaire,
sont bientôt ramollis, au point de céder au poids
des parties qu'ils supportent, ou aux tractions des
muscles auxquels ils fournissent attache. Le crâne
cédant à l'accroissement du cerveau, sur lequel
s'accumule plus de fluide, à raison de la mollesse
de son tissu qui en permet l'abord, acquiert un
développement extraordinaire, et un poids si considérable, que la colonne vertébrale ne pouvant
plus le soutenir, cède sous le faix, et se contourne
de plusieurs manières. Enfin, le squelette des victimes des tonifications, acquiert d'affreuses dif-
formités.

Gloire soit à l'illustre Broussais, à qui nous devons le développement de l'étiologie et du diagnostique de ces maux de l'enfance. Il est aisé de
concevoir combien la thérapeutique de ces maladies gagne à de pareilles découvertes.

Ne seroit-ce pas, Monsieur, m'enorgueillir à vos yeux que de dire que, bien avant de connoître et le nom et les écrits de cet auteur, j'avois pressenti que la théorie qui prescrit l'emploi des prétendus antiscrofuleux, étoit erronée et abusive. Voici l'histoire de quelques traitemens qui prouveront ce que j'avance.

J'avois sous les yeux un malheureux enfant auquel je prenois le plus vif intérêt. Cet enfant, né avec l'apparence de la meilleure complexion, devint tout-à-coup rachitique, à l'âge de huit à neuf ans. Tous les médecins de la grande ville qu'il habitoit, furent consultés tour à tour, et les soins les plus assidus, de la part des parens, lui furent prodigués. Élixirs, vins généreux, régime fortifiant : rien ne fut épargné ; mais le désordre fit de tels progrès, que bientôt un père et une mère désolés, se virent forcés de renoncer à leur plus chère espérance. Réfléchissant à ce triste événement, ainsi qu'à tant d'autres analogues que j'avois observés aux hôpitaux, et dans ma pratique, je résolus de tenter un mode de traitement différent, quand l'occasion s'en présenteroit : c'est ce que j'eus bientôt lieu de faire.

Un enfant de la campagne me fut présenté ; il avoit le ventre tuméfié, et rempli d'engorgemens ; les jambes fortement arquées en dedans, et si affoiblies, qu'il ne pouvoit plus depuis quelque temps se soutenir dessus. Tous les autres signes de la diathèse scrofuleuse se manifestoient sur sa personne, et ses parens le regardoient comme un enfant perdu pour eux. Il avoit fait déjà usage de plusieurs médicamens, tous du genre stimulant, antiscrofuleux. Je lui prescrivis l'usage de la couchette aromatique usitée en pareil cas, une savonnade très-exacte, et assez prolongée de toute la surface du corps, un bain de décoction de gentiane tiède, à réitérer une fois chaque jour. Je défendis l'usage des tisanes amères, du vin, et de tous les remèdes dont il avoit usé précédemment ; ne voulant qu'il bût qu'une décoction froide d'orge mondé et de gramen, ou de lait coupé, également froide, à très-petits coups souvent répétés. Je fis exclure de son régime la trop grande quantité d'alimens, les alimens échauffans et de difficile digestion, le vieux fromage surtout, que l'enfant aimoit beaucoup, les salaisons, etc. Je recommandai l'exercice en plein air, par un temps sec, et le malade fut promené souvent dans un chariot. Enfin, chaque jour, on dut parfumer le lit et le linge du patient, avec des baies de genevrier jetées sur les charbons ardens dans une bassinoire.

Bientôt mon petit scrofuleux reprit un teint fleuri, de la fermeté dans les solides, de la gaieté et de la vivacité ; le ventre redevint souple, toutes les glandes engorgées disparurent peu à peu, à l'aide de quelques applications émollientes ; enfin, la santé la plus complète lui fut rendue, sous l'influence d'un traitement aussi heureux. Les moyens susdits n'en furent pas moins prolongés encore long-temps au delà de l'époque de la guérison. Les jambes seules conservèrent leur difformité, par la négligence des moyens propres à opérer leur redressement ; mais elles n'en ont pas moins acquis un degré de force et d'agilité aussi considérable que si elles avoient conservé leur perfection première.

Depuis ce temps, beaucoup d'enfans ont éprouvé le bienfait de cette méthode de traitement, à laquelle je me garderai bien de rien changer. Un jeune enfant de Pontaumur, à qui elle a rendu tout récemment la santé, et probablement la vie, est une preuve de plus en sa faveur.

Les toniques appliqués ainsi à la surface cutanée, ont l'avantage de porter leur influence heureuse, modifiée par la nature elle-même, jusque sur la fibre la plus profondément située ; leur action la plus stimulante s'exerce sur les organes qui ont leur embouchure à la peau, dont le ton et les propriétés vitales sont très-augmentés : cette exaltation tend à révulser celle de l'intérieur, et finit par en venir à bout, à l'aide du régime bien réglé, et des boissons délayantes qui rafraîchissent continuellement l'intérieur, et aident ainsi à la nature à regagner l'équilibre perdu.

Il est pourtant des états lymphatiques, pyrétiques et très-dolens, dans lesquels les toniques, même à l'extérieur, deviendroient nuisibles. J'ai traité, il y a fort peu de temps, une petite demoiselle et un jeune garçon ayant des engorgemens fort douloureux à l'abdomen, avec une fièvre vive et presque continue, et n'ai employé que les fomentations et les bains émolliens, joints aux autres moyens antiphlogistiques, avec le succès le plus heureux : succès dont la rapidité a même dépassé mes espérances.

Combien de choses n'y auroit-il pas à dire sur le compte des méthodes empiriques avec lesquelles les anciens médecins traitoient, et quelques modernes traitent encore la classe nombreuse des maladies fébriles? C'est là surtout qu'on voit figurer une longue série de recettes spécifiques, de moyens tonifians, de moyens évacuans; les uns attribuent pour cause à ces maladies (ou, disons mieux, à ces symptômes de maladies), un principe maléfique de nature inconnue; d'autres un vice des humeurs; quelques-uns une dégénérescence des solides. Décrire toutes les opinions émises à cet égard, ce seroit faire l'histoire du délire de l'imagination. Hé! que pouvoit-on dire de raisonnable sur un tel sujet, avant le temps où la physiologie a été perfectionnée, avant celui des investigations de l'anatomie pathologique? Si nous ne sommes pas encore parvenus à voir se fixer l'opinion générale à cet égard, du moins avons-nous la satisfaction de savoir que les idées nouvelles ont une sorte de convergence qui les rapproche les unes des autres.

On a bien voulu établir que toutes les fièvres ne reconnoissent pas pour cause primitive une lésion organique quelconque; qu'il en est certaines qui se développent d'une manière soudaine, sans aucun signe précurseur appréciable, parcourent naturellement leurs périodes, et se terminent enfin, sans qu'on ait pu remarquer aucune lésion organique, aucun désordre particu-

lier ; mais nous pensons que s'il u'est pas constamment facile d'indiquer précisément quelle est
la lésion dont la fièvre est le symptôme, nous
pouvons du moins, au moyen de l'analogie, décider à notre tour que s'il en est d'essentielles, ce
n'est que dans leur mode particulier d'existence,
et non par leur indépendance absolue.

Prenons pour point de départ et de comparaison la simple fièvre locale qu'occasionne une piqûre au doigt. Cette fièvre n'est d'abord que
locale, et peut devenir générale par le concours
d'une foule de circonstances; mais, en ce cas, on
ne dira certainement pas que la fièvre est essentielle. Plus le lieu piqué, phlogosé, est rapproché
des centres splanchniques, plus son existence se
manifeste par la fièvre; plus l'ennemi de la vie
est rapproché de l'un de ses centres, et a de puissance pour l'attaquer, plus la nature s'en émeut
et s'en alarme. Aussitôt qu'un organe essentiel
est lésé, elle répand une sorte d'effroi parmi toute
l'organisation, afin que le tout prenne part au
malheur de la partie ; elle emploie en quelque
sorte toutes les forces de la vie, pour recouvrer
la vitalité d'un seul organe. Cette bonne mère,
livrée à elle-même, opère souvent des miracles ;
et si les secours de l'art lui sont si souvent nécessaires, nous ne devons en accuser que nos vices
au moyen desquels nous avons altéré notre constitution primitive.

M. Broussais prétend que la fièvre est toujours
la même, quelle que soit la dénomination que
ses nuances ou son intensité lui aient fait donner.

Les dénominations d'inflammatoires, bilieuses, putrides, malignes, ou, en d'autres termes, synoques, gastriques, adynamiques, ataxiques, ne servent, selon lui, qu'à indiquer des groupes de symptômes, avec le plus ou le moins de danger qu'annonce leur réunion, sans rien changer, au fond, du principe morbifique. Si l'on voit souvent la fièvre inflammatoire se terminer par une hémorragie, par des sueurs, etc., on la voit se compliquer avec la bilieuse, passer à la putride et à la maligne. La fièvre gastrique, dont les traits de ressemblance avec la précédente, sont très-multipliés, n'en différant que par quelques symptômes bilieux, et par l'état saburral de la langue, etc., se termine quelquefois après des vomissemens spontanés ou sollicités ; mais elle passe aussi bien plus souvent à l'état de putride et d'ataxique : ces deux dernières marchent souvent de compagnie, et ont reçu alors un nom nouveau, celui de typhus, etc., etc. ; ce qui a donné lieu à cet auteur de dire que, quant aux fièvres, si c'est l'inflammatoire ou la bilieuse qui ouvre la scène, ce sont l'adynamique et l'ataxique qui terminent la tragédie.

L'affreuse fièvre jaune elle-même est-elle autre chose qu'une violente gastro-entérite, produisant souvent l'épatite, la splénite, etc., avec une inflammation des membranes de l'extrémité inférieure de la moelle épinière ? Le siége principal de cette maladie terrible est dans les organes abdominaux ; il commence par la surface de la muqueuse digestive, et le traitement antiphlogistique est le seul qui lui convienne. (Voyez ce qu'en dit le docteur Audouart, dans son rapport sur l'épidémie du Port du Passage, dans la Revue médicale d'août 1824, et toutes les observations faites sur le cadavre, à Barcelone.)

Ce qui, dans tous les temps, a donné le plus de tablature aux médecins raisonneurs, c'est l'intermittence de beaucoup de fièvres : on s'est perdu dans le vague à force de discourir et de s'attacher aux probabilités. Un auteur récent (M. le docteur Bailly, voy. séance de l'Institut royal de France, du 29 décembre 1823), prétend avoir découvert la cause de ce phénomène. Ayant fait des autopsies cadavériques nombreuses, à l'hospice du St-Esprit, à Rome, le docteur Bailly a observé des lésions organiques qui, pendant la vie des malades, avoient été indiquées par les symptômes qui les caractérisent : une épidémie de fièvres intermittentes lui fournit d'abondantes occasions de faire ces observations. C'est là qu'il eut lieu d'observer aussi que les mêmes lésions avoient lieu sur les organes d'animaux qui succomboient à une épizootie qui s'étoit développée sous l'influence de mêmes causes que l'épidémie. Les fièvres déterminées chez l'homme et chez les animaux, étoient donc de la même nature, mais avec cette différence que chez les uns il y avoit intermittence, et que la maladie étoit toujours continue chez les autres. Cette différence ne pouvant point être attribuée aux causes générales extérieures, qui sont communes aux animaux comme aux hommes, ne peut point être non

plus occasionnée par une différence d'organisation matérielle; la structure apparente de leurs viscères n'a rien qui puisse nous engager à supposer
qu'elle soit le siége de propriétés susceptibles de
nous fournir un moyen d'expliquer cette intermittence chez l'homme. Si cette cause ne pouvoit pas dépendre de la structure même des organes, elle devoit résulter du mode d'exercice
des fonctions, mode différent chez l'homme et
chez les animaux; et c'est en effet ce que M. Bailly
pense avoir trouvé dans la manière dont la circulation s'effectue chez eux et chez nous.

Dans la plus grande partie des animaux, et
dans ceux dont nous connoissons les maladies,
ce qui importe seulement ici, le cœur est sur
la même ligne horizontale, avec les intestins et
le cerveau; et ces rapports ne changent nulle-
ment, soit pendant la veille, soit pendant le sommeil. Dans l'homme, au contraire, ces trois principaux organes, qui sont disposés sur une ligne
verticale pendant le jour, se placent sur une
ligne horizontale pendant la nuit. La circulation
éprouve donc deux fois, en vingt-quatre heures,
une modification très-grande, dont les effets sur
l'économie sont très-nombreux; mais le principal
résultat de cette grande modification nyctémérale
de la circulation, consiste dans la périodicité des
congestions qui, chaque matin, ont lieu brusquement sur le système abdominal, et chaque soir,
sur le système cérébral : congestions qui n'ont
point lieu, par cette même cause, chez les animaux.

Quelque probabilité qu'ait cette opinion en sa faveur, ce n'en est pas moins une hypothèse, mais des plus lumineuses. Quoi qu'il en soit, l'intermittence [n'en est pas moins un moment de répit dont les bons médecins savent profiter, pour placer à propos les remèdes qu'ils veulent opposer à la maladie.

Pendant l'intermittence, les fonctions reprennent plus ou moins bien leur jeu accoutumé; quoique l'inflammation ne soit pas constamment tout-à-fait endormie, et qu'il ne soit pas toujours possible d'obtenir du remède l'effet qu'on en espère. M. Broussais prétend que placer le fébrifuge, sans autre considération, dans le moment d'une intermittence, c'est jouer à quitte ou double, c'est s'exposer à obtenir ce qu'on ne demande pas; une fièvre et une inflammation continues (1).

J'ai vu en effet des fièvres intermittentes passer à l'état de continues, après l'usage inconsidéré et des émétiques et du quinquina. Les auteurs qui, avec des connoissances moins précises que celles que nous possédons, ne vouloient pas qu'on supprimât une fièvre intermittente bénigne, avant son huitième accès, avoient sans doute observé que souvent, lorsqu'on administroit le fébrifuge avant

---

(1) Le fébrifuge peut s'administrer à l'extérieur en frictions, bains, etc., et par l'anus, sous forme de clistères. Il est donc souvent possible de supprimer les accès fébriles, ou mieux, de détruire les lésions dont ces accès sont les signes, en opérant une favorable révolution, sans craindre d'offenser l'organe irrité.

cette époque, on éprouvoit de fâcheux résultats. Il est vrai qu'ils regardoient ces maladies comme des moyens dont la nature se servoit pour guérir de certains vices du sang, pour dépurer les humeurs ; mais il n'en arrivoit pas moins que vers le huitième accès, lorsque le malade s'étoit conformé au régime sévère qui lui étoit prescrit, l'irritation locale se trouvoit tellement atténuée, au moyen de l'excitation générale et des délayans dont le malade avoit pu faire usage, que le fébrifuge manquoit rarement de se montrer efficace.

Le médecin qui a une fièvre intermittente à traiter (soit symptômatique, soit essentielle, si l'on veut), doit donc débuter par s'assurer de l'état des voies digestives, et détruire la trop grande irritation qui peut s'y rencontrer (1). Il m'est arrivé bien des fois, surtout dans la belle saison, de faire cesser ce symptôme par le simple usage des délayans à l'intérieur, et des émolliens à l'extérieur, en faisant suivre l'emploi de ces moyens d'une légère excitation de la peau. Chaque fois qu'il s'est montré rebelle à ces simples moyens, soit par la simple force de l'habitude, soit par une ténacité d'irritation, celle-ci toutefois suffisamment amendée, j'ai mis le quinquina en usage, et il n'a jamais manqué son effet.

---

(1) Le siége de la lésion qui occasionne la fièvre peut certainement, quoique plus rarement, se rencontrer partout ailleurs que sur les voies digestives ; mais, dans ce cas, on aura les mêmes égards pour l'organe enflammé, quel qu'il soit.

Nous pensons que le quinquina est le plus sûr, le plus spécifique des fébrifuges. Nous ne donnons pas au mot spécifique l'extension qu'on lui accorde communément ; nous reconnoissons à certains médicamens la propriété spécifique relative, mais non absolue. Ainsi, le quinquina aura bien la propriété de supprimer les accès fébriles, de faire disparoître la fièvre en totalité, préférablement à d'autres toniques analogues d'ailleurs ; mais ce n'est qu'à condition que la lésion qui a produit ce symptôme, aura déjà disparu, ou sera susceptible de disparoître, par la révulsion que produit ce médicament. Or, voici de quelle manière nous croyons que l'effet du remède s'opère.

L'estomac ne supporte que bien péniblement la présence des alimens pendant un accès pyrétique ; il la souffre encore avec anxiété, au déclin comme vers l'invasion de cet accès ; et le moment où elle l'incommode le moins, est le temps moyen entre la fin d'un accès et le commencement du subséquent. Dans ce moment, cet organe est rafraîchi autant que possible ; il jouit d'un repos d'autant plus parfait que la lésion a moins d'intensité ; l'écorce du Pérou, administrée dans ce moment-là, est digérée, décomposée, et le produit chimique qu'entraîne le chyle, est absorbé et porté dans le torrent de la circulation avec lui ; l'excitation qu'il communique aux tissus qu'il parcoure, en active les mouvemens vitaux, et dans peu d'instans, il s'est disséminé dans tous les tissus auxquels il donne un ton inaccoutumé. La contractilité, la motilité, la vie, en un mot, est exaltée sur tous les points de l'organisme, et cette grande excitation générale achève de détruire l'irritation locale, trop foible pour résister à un entraînement si unanime. Cette opération de l'art n'est donc qu'une imitation de la nature que le hasard a découverte, sans avoir su jusqu'ici la définir.

La nature, nous nous plaisons à le répéter, en suscitant la fièvre, cherche à débarrasser un organe du poids qui l'opprime, en mettant dans une vive action l'organisme tout entier. C'est une sorte d'équilibre qu'elle veut établir, en faisant une égale répartition du mal. Son travail est quelquefois poussé si loin, qu'il en résulte des désordres plus ou moins considérables ; mais ces désordres mêmes sont assez souvent des sacrifices de sa part ; c'est, s'il m'est permis de m'exprimer ainsi, la part au feu qu'elle sait faire ; comme ces hommes prudens qui détruisent une maison, pour arrêter les progrès d'un incendie qui pourroit consumer une ville entière.

Si l'art, sagement dirigé, vient à temps au secours de la nature, il peut lui épargner de pénibles sacrifices ; mais si, au lieu de lui aider, il ne fait qu'entraver la marche de ses travaux, il lui devient pernicieux, la trouble, et souvent l'anéantit.

Quand donc l'estomac est bien disposé à faire ses fonctions naturelles, quand le moment de lui livrer le médicament est bien saisi, tout se passe comme nous venons de le détailler. Mais si, par impéritie,

impéritie, on ne connoît pas parfaitement l'indication, le quinquina, au lieu d'être assimilé, reste sur la muqueuse digestive comme sur un filtre obstrué, en augmente la phlogose, quelquefois au point le plus excessif, et conséquemment double la maladie, et avec elle tous ses symptômes.

Si l'opinion que nous venons d'émettre, n'est aussi qu'une hypothèse, c'est au moins, à mon sens, la plus conforme à la raison. En effet, comment admettre avec des auteurs surannés, que le quinquina agissant comme antiseptique, corrige la tendance des humeurs à la putréfaction, à la décomposition ? Comment croire avec les solidistes que la fièvre est une manifestation de la perte du ton naturel de la fibre, à laquelle le quinquina ne remédie qu'en restituant la force perdue ? N'est-il pas plus convenable de reconnoître, avec l'auteur de la médecine physiologique, que la fièvre n'est qu'un symptôme dépendant d'une lésion organique quelconque, lésion qui entraîne une augmentation vicieuse des forces sur un point unique, au détriment de tous les autres, et qu'il ne faut attaquer d'abord ce mal qu'avec des moyens locaux comme lui, capable de l'affoiblir, et enfin au moyen d'une tonification générale, capable d'opérer une diversion salutaire. Tous les faits, nous n'en doutons pas, seront en notre faveur, pourvu qu'on les considère avec l'œil de l'impartialité.

Voici donc deux méthodes pour une ; la première capable d'affoiblir le mal, d'éteindre l'in-

7

flammation, à laquelle on a donné le nom d'antiphlogistique; la seconde capable de changer de
place une irritation, pour la répartir sur tous
les points de l'individu, et conséquemment l'affoiblir, qu'on appelle révulsive.

Pour les fièvres remittentes, subintrantes, ré-
currentes, etc., on peut leur appliquer ce qui vient
d'être dit des intermittentes; nous pensons qu'elles
exigent, toutes choses égales d'ailleurs, beaucoup
plus d'attention que les premières. Quant aux fièvres continues, nous croyons qu'il est impossible
de les attaquer sans danger, avec toute autre méthode que l'antiphlogistique, à moins que quelque congestion pernicieuse oblige à recourir à
l'emploi des dérivatifs et des révulsifs irritans.

Ce que nous venons de noter, est aussi appli-
cable aux fièvres pernicieuses. La différence établie entre ces fièvres et les bénignes, ne consiste
que dans leur différence d'intensité. Dans les pernicieuses, les signes pathognomoniques et sympathiques sont plus marqués, mieux tranchés; mais
ce qui surtout sert à les mieux distinguer, c'est
une tendance manifeste aux congestions cépha-
liques.

Le professeur du Val-de-Grâce persiste à leur
assigner pour base principale, mais non absolue,
l'irritation ou inflammation gastro-entérite; il
trouve une grande opposition à ce sujet de la
part de ses antagonistes. Mais si l'on compulse les
ouvrages de *Bonnet, Sénac, Arvey, Hoffmann,
Lieutaud, Spigel, Lancisi, Morgany,* etc., l'on
se convaincra que les traces d'irritations dévoilées

par la nécroscopie, se sont plus fréquemment rencontrées sur les organes de la digestion, ou sur ceux qui les avoisinent de plus près que partout ailleurs.

Comme l'issue de ces dernières peut être plus promptement, comme plus ordinairement funeste que celle des premières, il est également beaucoup plus urgent de recourir aux moyens de les enlever plus vite. Parmi les auteurs qui ont observé cette maladie, *Torti* pense que le quinquina est le seul modificateur, au moyen duquel on peut s'en rendre maître promptement et sûrement ; il recommande de le donner à haute dose, et quel que soit l'état des organes sur lesquels il doit être déposé. *Sims* l'a portée jusqu'à cinq onces prises pendant une seule intermission ou rémission ; mais *Sénac*, *Aliber* et *Broussais* sont d'avis qu'il faut toujours avoir égard à l'état des voies digestives, dont la phlogose est constamment une contre-indication à l'emploi de ce remède ; et en effet, pourquoi tant d'observateurs les ont-ils vues passer à l'état de continue, si ce n'est par la raison que les toniques n'ont pu être absorbés, à cause du mauvais état de ces voies ? On a donc trop souvent et trop long-temps joué à quitte ou double avec ces maladies.

Quelle que soit la cause déterminante de la formation des *entozoaires*, ces animaux de figures diverses et de noms, autant et plus multipliés que leurs formes, tout nous porte à croire que l'irritation du tube intestinal doit être pour le moins comptée au nombre de ses élémens : c'est par une

irritation que le mucus se trouve sécrété en plus
grande abondance dans les intestins, qu'il y acquiert diverses dégénérescences chimiques, etc.
Un degré plus ou moins élevé de chaleur morbide, très-favorable à la fermentation, fait aussi
éclore les germes de ces parasites.

Il ne faut donc pas, autant que possible, employer
des médicamens capables d'irriter les intestins,
en cherchant à les débarrasser des vers qu'ils contiennent ; il faut, au contraire, recourir à des
substances aussi douces que possible, à moins que
l'évidence d'une absence d'irritation d'un côté,
et du danger de leur séjour de l'autre, n'oblige
à mettre les moyens énergiques en usage.

Cette considération et les précédentes m'enga-
gent à vous donner, Monsieur, une notice des
médicamens vermifuges que je connois ; une seconde, des purgatifs les plus usuels, et une troisième, de quelques fébrifuges le plus ordinairement employés, pour supprimer les accès de
fièvres intermittentes. Nous ne vous indiquons
pas ces médicamens dans la pensée de faire de
vous un médecin, comme on en voit tant par
le monde, bien persuadés que notre petit travail
vous aura inspiré la plus juste défiance ; mais
nous croyons utile de vous mettre à même d'apprécier la valeur des promesses de ces guérisseurs
empiriques et bonnes femmes des deux sexes,
qui courent offrir leurs services de contrebande
à tout un chacun, et surtout à ces pauvres habitans des villages et hameaux.

DES VERMIFUGES.

D'après ce que nous venons de vous dire, Monsieur, d'une manière très-générale, sur la procréation des vers intestinaux, il est aisé de comprendre que le moyen prophilactique de l'affection vermineuse, est l'abstinence de tout ce qui peut agacer, irriter et enflammer le tube digestif. Les boissons vineuses, les alimens salés, épicés, aromatisés, azotés, sucrés, miellés, etc., ne doivent être employés qu'avec réserve ; même les alimens les plus digestes doivent être pris avec sobriété. Le sage emploi ne nuit jamais, c'est l'emploi irrationnel qui seul préjudicie. C'est dans l'enfance surtout qu'il faut travailler à conserver à l'homme la bonté primitive de ses organes digestifs ; car si ces organes étoient un peu violemment lésés, on pourroit dire adieu force, vigueur, santé, pour le reste de la vie.

Parmi les substances vermifuges, on n'en trouve que très-peu qui agissent sur les vers, sans préjudicier plus ou moins à l'intestin.

Mousse de Corse.

Connue en France depuis 1775, la mousse de Corse a eu des succès qui se sont assez bien soutenus. On peut la faire prendre dans de l'eau, dans du lait, dans des sirops ; en infusion, en décoction, et en substance, quand elle est préalablement réduite en poudre. Elle n'irrite, en général, que très-peu, pourvu que la dose ne soit pas excessive. Demi-once de cette mousse, bouillie dans six onces d'eau, est la proportion pour la décoction ou l'infusion ; quant à la poudre, sa dose est de douze à vingt-quatre grains.

Fougère (mâle et femelle).

Les fougères se donnent sous forme de décoctions aqueuses, dans des proportions analogues à celles de la précédente, ou simplement en tisane légère, dont on prolonge l'usage journalier pendant plusieurs mois. On peut les donner en poudre, dans du miel, et à la dose de deux gros.

Absinthe maritime.

Cette plante dont l'usage est assez nouvellement introduit dans la pratique, est journellement employée avec de très-grands avantages. Ainsi que les précédentes, elle n'irrite que très-peu : ses doses, et la manière de l'administrer, sont les mêmes que celles de la mousse de Corse.

Semen-contra.

Cette substance aussi nommée sementine, semencine et sentoline, est un excellent vermifuge, si l'on n'a égard qu'à son mode d'action sur les vers; mais elle purge violemment, et par conséquent peut nuire au tube digestif : sa dose commune est d'un demi-gros. On la donne en décoction, ou en substance mêlée avec du miel, du beurre, des confitures, etc. Les pharmaciens en font recouvrir de sucre, à la manière des anis sucrés.

Tanaisie.

La tanaisie, la matricaire, ainsi que les diverses

camomilles, sont aussi vermifuges; mais on n'en fait que de simples infusions qui n'opèrent qu'à long usage.

Huile de Palma Christi.

Cette huile est un assez bon vermifuge, et tout à la fois un purgatif doux, ou réputé tel ; mais ce n'est jamais sans beaucoup de répugnance que le malade se décide à l'avaler. On la fait prendre dans du bouillon ou dans une infusion de thé ; on la mêle à du sucre et au suc de citron : la dose est de demi-once à une once ; on peut la porter beaucoup plus haut.

Coloquinte.

La coloquinte, fort anciennement connue comme un purgatif des plus violens, a été vantée avec exagération ; mais il vaut mieux employer tout autre vermifuge que celui-ci. On en fait un extrait dans nos pharmacies, qui se donne à la dose de deux grains.

L'étain, le pétrole, et l'acide sulfurique.

Ces trois substances sont vermifuges ; mais leur emploi ne doit être dirigé que par d'habiles médecins.

Coraline officinale.

Celle-ci a des propriétés analogues à celles de la mousse de Corse. On la donne en poudre à la dose d'un demi-gros ou d'un gros, et en décoction à celle de demi-once à une once.

L'huile de noix fraîche, à la dose de cinq onces,

unie à six gros de suc de citron, en les battant
ensemble pendant long-temps, est un assez bon
vermifuge, et qui n'est pas excessivement irritant,
pourvu qu'il soit pris par petites portions, tout
le long du jour.

La fleur de froment finement blutée, et dont
on délaye deux pleines cuillers à café dans un
verre d'eau, peu à peu et de manière à faire un
mélange exact, figurant du lait, donnée chaque
matin aux enfans, détruit à la longue fort bien
les vers.

La myrrhe, réduite en poudre très-fine, et appliquée sur le bas-ventre, la poitrine, et autour
des narines (parties qu'on a préalablement frot-
tées de bonne eau-de-vie), réitérant chaque matin
cette opération pendant quatre ou huit jours, est
un bon moyen de détruire les vers des enfans qui
ne peuvent avaler aucun médicament. Il m'a bien
réussi sur un enfant atteint de fièvre, avec symptômes vermineux ; il lui fit rendre une quantité innombrable d'ascarides vermiculaires. Je
pense que la teinture de myrrhe produiroit un
effet pareil.

La semence de vipérine mâle, donnée en poudre, à la dose d'un ou deux gros, dans du vin,
est, dit-on, un bon vermifuge.

L'étain fondu, et refroidi plusieurs fois de
suite dans de l'eau, le vif argent bouilli à l'eau,
font des boissons vermifuges, mais qu'il faut avoir
soin de laisser reposer avant d'en faire usage ; et
après les avoir tirées au clair, on en donne un
petit verre le matin à jeun.

La poudre de lupins secs, pétrie avec du miel, et appliquée en forme de cataplasme, sur le creux de l'estomac, et jusqu'au nombril, est aussi recommandée contre les vers.

L'extrait de rhubarbe, à la dose de dix à quarante-huit grains, celui d'aloès, à celle de quinze à vingt-quatre grains, et la raclure de corne de cerf, à celle de dix à vingt-quatre grains, sont encore des vermifuges qui ont bien leur réputation.

Les vers rendus par les enfans, ou les vers de terre calcinés, et réduits en poudre, font un vermifuge que Lémery recommande, ainsi qu'Ambroise Parré : la dose est d'un ou deux gros, et au-dessus. Il y a quelques années qu'une mère de famille m'assura avoir mis ce moyen à l'épreuve, et en avoir obtenu un très-heureux succès.

Le vrai peut quelquefois n'être pas vraisemblable.

Nous possédons, en outre, une foule de recettes de médicamens vermifuges, plus ou moins composés, et sous toutes les formes pharmaceutiques, qui s'appliquent à diverses circonstances, mais dont les formules ne peuvent trouver place ici.

Le docteur Gelneck, de Stétin, vient tout récemment de détruire le ver solitaire (tænia lata), sur un jeune enfant. Des remèdes ayant fait sortir une partie de ce ver, n'en avoient pas encore totalement débarrassé le petit malade, lorsque ce médecin s'avisa de faire saisir un bout de cet animal qui sortoit du fondement ; puis il appliqua avec force de l'acide hydrocyanique sur le ténia,

dans l'étendue de quatre pouces environ. Aussitôt après avoir été soumis à l'influence de l'acide
prussique, le ver chercha à rentrer dans le rectum ; mais comme il étoit bien retenu, il s'agita
beaucoup, et sortit encore de la longueur d'une
aune et demie ; il resta alors comme assoupi. Au
bout de demi-heure, l'enfant eut une nouvelle
évacuation, avec laquelle le reste du ver fut en-
traîné. Il avoit une tête rougeâtre, et de la grosseur d'un petit grain d'avoine, dans laquelle on
remarquoit un suçoir très-léger et très-fin. La
portion qui tenoit à la tête étoit comme nattée ;
il ne donna plus de signes d'existence, depuis
l'instant où l'acide hydrocyanique le fit tout agi-
ter ; ce qui nous induit à croire que cette substance est un poison pour lui très-actif.

Voici comment le docteur Hyppolite Cloquet
s'exprime au sujet du diagnostique de la présence
des entozoaires dans le tube intestinal.

« C'est surtout chez les enfans et dans les individus pauvres et mal nourris ou foibles, que
ces parasites se développent : ils peuvent quelquefois s'y multiplier au point de causer la mort,
comme on le voit arriver par suite de la présence
du ténia dans les intestins.

» Lorsqu'il existe dans le corps de l'homme un
grand nombre d'entozoaires, ou qu'il s'en trouve
une espèce de grande dimension, on voit se développer une série de symptômes particuliers,
qui dénotent, d'une manière plus ou moins sûre,
la présence de ces animaux. Ces symptômes va-
rient pour chacune des espèces, et sont purement

locaux, lorsqu'ils dépendent d'entozoaires vési-culaires ; mais, en général, il existe pour tous les autres un ensemble de signes indicateurs com-muns, que nous allons faire connoître.

» Ainsi, l'individu chez lequel des entozoaires ont pris naissance et se sont développés, éprouve des dégoûts pour certains alimens, une faim ex-cessive et revenant par accès irréguliers, des hoquets, une salivation fatigante, des nausées, des renvois de gas d'une odeur aigre particulière, quelquefois même des vomissemens de matières acides ; il est atteint de borborygmes, de coli-ques, de diarrhée, de tenesmes ; il a souvent le ventre empâté, sans douleur marquée ; des bour-donnemens d'oreille fréquens le tourmentent ; sa pupile est dilatée, surtout s'il est encore en-fant ; les ailes de son nez sont le siége d'un prurit notable ; il fait entendre souvent une petite toux sèche ; il a la face livide, les yeux ternes ; il grince des dents pendant son sommeil ; enfin, comme l'a noté Bosen avec raison, il éprouve un mieux sensible après l'évacuation de quelques vers ou de quelque fragment de ver, seul signe vraiment pathognomonique de la présence de ces animaux dans les intestins. »

L'on peut juger, par ces dernières paroles, de l'incertitude de la présence des vers dans le tube digestif : ainsi tous ces symptômes qu'on leur attribue, peuvent très-bien n'appartenir qu'à des lésions de ce tube lui-même, lésions auxquelles on doit prêter la plus grande attention avant de donner aux malades des médicamens ca-pables de les exaspérer.

DES VOMITIFS OU ÉMÉTIQUES.

Chacun sait que les substances le plus communément employées pour solliciter le vomissement, sont le tartrate de potasse antimonié, connu vulgairement sous le nom de tartre émétique, et l'ipécacuanha. La découverte du premier de ces émétiques est due à Adrien Mensicht ; c'est un composé de tartrite d'antimoine, et de potasse ; sa connoissance remonte à 1631. Il provoque ordinairement le vomissement, à la dose de deux grains étendus dans suffisante quantité d'eau tiède, qu'on fait prendre aussitôt ou par portions fractionnées. Étendu dans une grande quantité de véhicule, il peut ne produire qu'un effet laxatif ; et l'on en tire bon parti employé de cette manière pour purger les intestins, en ne donnant qu'une légère secousse à l'estomac, etc. C'est l'émétique en lavage.

La découverte du second date du milieu de l'avant-dernier siècle. Margraff et Guillaume Pison l'apportèrent les premiers du Brésil : son emploi ne fut cependant accrédité en France, que vers l'année 1689, époque où Adrien Helvétius démontra son efficacité par grand nombre d'expériences. C'est l'écorce de la racine d'une plante nommée Callicocca. Mais comme cette plante devient rare par la grande destruction qu'en font les Indiens dans les forêts, on nous vend souvent, en sa place, de la racine de certaines violettes et de certains euphorbes, qui jouissent d'une propriété analogue.

Son usage est principalement réservé pour les estomacs relâchés, dont la muqueuse est dans un état d'épaississement et d'indolence, qui réclame tout à la fois l'usage d'un médicament astringent et évacuant. On l'emploie aussi, avec le plus heureux résultat, pour déterminer l'évacuation des dernières mucosités, et resserrer, tonifier la muqueuse des intestins dans la diarrhée chronique et dans la dyssenterie qui existent sans épreintes et sans douleurs. L'ipécacuanha se donne à doses fractionnées, sous forme de poudre ou en pastilles, pour dissiper un embarras simplement muqueux, et donner du ton à la muqueuse digestive. Ainsi il excite également les bronches et le gosier à se débarrasser de la matière des crachats. Les vieillards à tempérament phelgmatique, et les personnes atteintes de vieux catarrhes ou rhumes s'en trouvent très-bien. Sa dose vomitive est de douze à vingt-quatre grains et au delà, dans de l'eau tiède, ainsi que le tartre émétique.

Nos chimistes ont trouvé le moyen de décomposer l'ipécacuanha, pour en retirer une substance à laquelle ils ont donné le nom d'émétine; cette substance se trouve dans nos officines, sous forme d'écailles transparentes, d'une couleur rouge, brunâtre; elle est inodore, et sa saveur est âcre et amère; elle fait vomir, à la dose de quatre grains, et a, à ce que l'on prétend, la propriété astringente de *l'ipéca*.

Il est des personnes qui, lorsqu'on leur ordonne un émétique, donnent la préférence au

(110)

tartre stibié ou à *l'ipéca*, sans trop savoir pourquoi. Les unes pensent que le premier est trop violent, les autres que *l'ipéca* a des propriétés occultes, malfaisantes. Si vous avez, Monsieur, de ces craintes plutôt fondées sur des idées chimériques, que sur la saine observation, veuillez vous rassurer et vous en fier à votre médecin. L'une et l'autre de ces substances émétiques, ne sont dangereuses que lorsqu'elles sont employées inconsidérément.

J'ai vu des personnes à jugement téméraire, avoir une telle prévention contre le tartre émétique, qu'elles auroient presque changé de médecin, par la seule raison qu'il leur proposoit l'usage de ce médicament. La manière hardie dont Rasori l'emploie en Italie pourroit peut-être les rassurer ; car il y a bien de la différence de deux grains à un et même deux gros de cette substance que ce médecin administre en un seul jour, à titre de contre-stimulant, dans quelques maladies inflammatoires aiguës. Je suis loin de me ranger au parti des contre-stimulistes ; mais, je le répète, le plus grand danger des émétiques consiste dans les violentes secousses qu'ils communiquent, quand ces secousses sont contre-indiquées (1).

____

(1) Les grandes doses d'ipécacuanha doivent être dangereuses, à raison de l'espèce de brûlure que produisent les euphorbes, ou d'une trop grande astriction, suivant que cette substance se trouve de bonne qualité, ou remplacée par ses analogues. Et ce que nous observons de la part du tartre émétique appliqué à l'extérieur, étant mêlé à un onguent, ou étendu sur un emplâtre, doit nous faire frémir, quand nous pensons à la témérité de *Rasori* et consorts.

Ces médicamens, comme on a dû le remarquer, ne bornent pas leur action à l'estomac et
aux intestins, ils la portent aussi, par une heureuse réaction de la nature, vers la périphérie
et vers d'autres points de l'économie animale,
ce qui fait qu'on les fait servir à plusieurs indications essentielles, qu'il n'est pas de mon objet
de vous détailler (1).

DES PURGATIFS.

Les purgatifs sont des substances qui ont la
propriété de mettre en jeu la contractilité de la
membrane musculeuse des intestins, et de provoquer des selles plus ou moins copieuses. Outre
les matières hétérogènes qui se trouvent dans ce
tube au moment où le remède y arrive, une sécrétion plus ou moins abondante du mucus qu'il
provoque, augmente la matière des évacuations.

Il est peu de moyens thérapeutiques qui aient eu
autant de vogue que les purgatifs. Maint médecin vulgaire, ainsi que maints Guiller et Leroy
ont profité du penchant populaire pour ce mé-

---

(1) Il seroit en effet fort dangereux de placer ici quelque aperçu des
indications que nous remplissons quelquefois au moyen des émétiques;
il n'y a que trop d'êtres imprudens qui, avec quelque teinture des connoissances médicales, portent hardiment, et sans repentir, la destruction
et la mort dans le sein des malheureuses personnes qui se fient à eux. Ce
n'est assurément pas sans fondement qu'on a dit que la médecine tuoit
plus de gens qu'elle n'en sauvoit; mais à qui la faute? A l'empirisme,
sans nul doute; car quiconque sait un peu d'empirisme, se croit médecin. Quand le Gouvernement opposera-t-il une force réelle, au moins
aux personnes qui exercent la médecine sans avoir fait les études indis-
pensablement nécessaires? C'est ce qu'il est bon de répéter sans cesse.

dicament, et ont trouvé par lui le sentier de la fortune, sans s'embarrasser de l'énorme iniquité dont un pareil gain a chargé leur conscience.

Que chacun a de plaisir à se purger ! Un médicament qui expulse de l'intérieur du corps les humeurs malfaisantes, ne peut manquer d'avoir de l'attrait. Qu'on ne cherche pas surtout à détromper un individu enthousiasmé des purgations. Quoi, vous diroit-il au moment même où ses entrailles viennent d'être bouleversées par une médecine énergique ! quoi ! j'ai rendu de la bile, des glaires, des matières rousses, grises, jaunes, noires et qui avoient une odeur !... et vous penseriez que ces matières ne m'auroient pas joué un mauvais tour, si je les avois conservées dans mes intestins ?

Quant aux humeurs, vous devez maintenant, Monsieur, savoir à quoi vous en tenir, puisque vous connoissez de quelle manière l'irritation augmente les sécrétions ; et quant aux odeurs, je vous apprendrai qu'elles sont d'autant plus infectes, que l'irritation ou l'inflammation est plus forte ; car alors il y a plus de chaleur, et conséquemment une fermentation plus active.

C'est à nos ancêtres que nous devons ce penchant prédominant pour la méthode purgante ; ils s'étoient tellement appliqués à l'étude des purgatifs, qu'ils avoient fini par les adapter à chaque humeur peccante, qu'ils se proposoient d'évacuer. C'est ainsi que la bile avoit ses cholagogues, la lymphe ses hydrogogues, le flegme ses flegmagogues ; les panchymagogues étoient destinés à

éliminer

éliminer à la fois toutes les humeurs morbifiques contenues dans les intestins, ou qu'on croyoit susceptibles d'y être attirées. Aujourd'hui, ayant plus d'égard à leur mode d'action sur nos tissus, qu'à leur affinité pour nos humeurs, nous les divisons en laxatifs ou minoratifs, cathartiques et drastiques.

Les laxatifs ou minoratifs sont ceux qui purgent doucement et sans communiquer d'éréthisme à la fibre contractile. Les cathartiques purgent davantage et tiennent le milieu entre les laxatifs et les drastiques; et ces derniers sont en général de violens purgatifs. On ne doit guère les employer qu'à titre de révulsifs, c'est-à-dire, comme moyens propres à déplacer une irritation de la tête ou de la poitrine, pour la transporter sur les gros intestins.

Les trois règnes de la nature nous fournissent, avec une sorte de profusion, les substances purgatives; nous ne répéterons pas, avec certains enthousiastes, qu'il semble qu'elle ait voulu nous montrer par là combien nous avons souvent besoin de nous purger; car nous craindrions que quelque plaisant ne nous répondît qu'elle est encore plus prodigue de poisons, comme pour nous avertir que nous aurions encore plus fréquemment besoin de nous empoisonner. Si, ainsi que les autres animaux, nous ne suivions que cette loi de la bonne nature, à laquelle on a donné le nom d'instinct, ce sentiment inné nous guideroit d'une manière très-certaine dans le choix des substances médicamenteuses, dont l'emploi seroit utile à la guérison de nos incommodités et de nos maladies, tout en nous faisant éviter l'emploi de celles qui pourroient nous être préjudiciables; mais l'auteur de toutes choses ayant voulu que notre espèce fût distinguée entre les autres qui lui sont soumises, parce qu'il a eu la bonté de la créer à son image, lui départit la raison dont les bêtes sont manifestement privées. Cette raison est aussi un sentiment naturel qui n'exclut pas le premier. Mais, hélas ! n'a-t-il pas fallu que le diable qui a la mauvaise habitude de se fourrer partout où l'on n'auroit que faire de sa présence, se soit aussi introduit dans notre économie animale, au moyen d'un troisième don de nature qu'on appelle l'esprit : ce dernier est tellement incohérent qu'on ne peut pas, le moins du monde, compter sur sa stabilité ; il se laisse influencer par les hypothèses qu'il se crée ou qui lui sont présentées; il influence les sens; mais à son tour, il obéit à leur impulsion. La raison cherche souvent en vain à le morigéner, et il fait tant qu'il finit quelquefois par l'entraîner dans ses écarts, par l'altérer et la détruire. Il anéantit presque toujours l'instinct, qui d'ailleurs participe d'autant moins au conseil domestique, que l'esprit y a le plus d'influence. Déplorable présent, à quoi nous es-tu utile, quand ta sœur la raison se laisse guider par toi, au lieu de te gouverner ? Tu es le père des discours captieux, l'inventeur des subtilités, un vrai doreur de pilules, et enfin le principe générateur d'une foule de sottises. La raison sans toi nous eût conduits à la vérité par une route plus courte et plus sûre. O esprit ! ne nous suffisoit-elle pas ?

PURGATIFS LAXATIFS OU MINORATIFS.

Rhubarbe.

C'est la racine d'une plante qui nous vient de la Chine, et que le commerce importoit beaucoup autrefois de la Moscovie ; car elle croît spontanément sur les bords du Volga, où j'ai eu occasion d'en cueillir, et dont j'ai rapporté de beaux échantillons. On n'emploie pas seulement cette racine comme purgative : étant aussi corroborante, quelques peuples en mêlent à leurs alimens. Son usage convient quand les intestins sont dans l'état d'atonie, de relâchement et de surcharge muqueuse ; car alors ils réclament l'usage de ce médicament, qui tout à la fois est évacuant et tonique. On l'a nommé le purgatif des enfans, parce qu'on s'est figuré que le tube digestif de ces jeunes créatures avoit plus souvent besoin d'être purgé et corroboré que celui des adultes ; et c'est seulement de là qu'on est parti pour décider que le remède est très-doux. Nous ne lui contestons pas ce privilége ; mais par cela même qu'il est purgatif et tonique tout à la fois, on nous permettra de dire qu'il doit être repoussé toutes les fois qu'au lieu d'atonie, il y aura irritation du tube digestif, ce qui bien souvent a lieu, surtout dans la tendre enfance, sans qu'on en ait le moindre soupçon : le ventre est tendu, balonné, météorisé, et l'on s'écrie au

8.

relâchement de la fibre. Hélas ! on se trompe ; car le plus souvent c'est à l'irritation des intestins, qu'est dû ce météorisme.

On donne la rhubarbe à la dose commune d'un gros en substance, et à celle de deux gros en infusion.

Casse.

Ce purgatif doux et agréable est la pulpe d'un fruit à longues ciliques, qui nous vient des Indes-Orientales ; cette pulpe a un goût acide, qui la rend préférable quand il y a exubérance de bile. On a vu ce remède donner beaucoup de vents, ce qui nous porteroit à croire que, de la combinaison de son acide avec l'alcali de la bile, résulte une abondance de gas. On prescrit rarement ce remède seul, par la raison qu'il en faudroit une trop grande quantité : sa dose ordinaire est d'une ou deux onces.

Tamarin.

Ce médicament a des propriétés analogues à celles de la casse. Il nous vient de l'Egypte, sa patrie ; on le trouve aussi en Arabie, aux Indes-Orientales, en Amérique, etc. On dit que les voyageurs de ces pays s'en servent pour apaiser leur soif pendant les chaleurs. Les Indiens en font des confitures qu'ils trouvent très - savoureuses. Il se donne à la dose d'une once, uni à d'autres substances ; car, seul, il agiroit trop foiblement.

Aloës.

C'est un suc concret, extrait d'une plante, et

que nous tirons de l'Amérique : il y en a de trois espèces, que les naturalistes ont nommées Succotrin, Hépatique et Cabalin. Nous donnons la préférence à la première : son action est très-lente, et son effet purgatif n'a guère lieu que sur la dernière partie des gros intestins ; c'est pourquoi on l'emploie pour rappeler les flux menstruel et hémorroïdal. Il se donne à la dose d'un demi-gros à un gros : on le fait ordinairement prendre le soir.

Manne.

C'est un suc découlant de certains frênes des pays chauds. On trouve de ces arbres en Calabre. Il y a trois choix différens de manne : le premier choix est appelé Manne en larmes ; le second, Manne en sorte ; et le troisième, Manne grasse. La première est préférée avec raison, à cause de sa pureté.

C'est un purgatif par excellence ; il excite, d'une manière très-modérée, la contraction des fibres musculaires des intestins. Sa dose ordinaire est de deux onces. On lui ajoute souvent une autre substance purgative plus active, pour obtenir une purgation plus ample.

PURGATIFS CATHARTIQUES.

Nerprun.

Les baies du nerprun sont purgatives. L'arbre qui les produit, croît en France : on le rencontre dans beaucoup de haies dans les environs de Clermont-Ferrand. On dit que vingt baies ré-

centes peuvent produire un effet purgatif : leur
suc peut se donner à la dose d'une once. Certains
médecins les emploient en poudre, à la dose d'un
gros ; et l'on fait avec ce fruit un sirop qui se
trouve dans toutes les pharmacies, lequel se
donne à la dose d'une à deux onces.

Créme de tartre.

C'est le tartrite acidule de potasse des chimistes
modernes. Ce sel végétal est extrait du tartre des
tonneaux qui ont contenu du vin. C'est un médicament précieux , en ce qu'on peut en varier
beaucoup l'usage. L'eau froide n'en dissout que
très-peu, mais cela suffit pour lui communiquer
une acidité que l'addition du sucre rend fort
agréable , ce qui en fait une boisson commode
pour solliciter doucement les contractions du
tube intestinal, et neutraliser la vivacité d'une
bile trop alcaline. Cette boisson peut aussi remplir l'indication de provoquer la sécrétion d'une
plus grande quantité d'urines. L'eau bouillante
dissout beaucoup plus de crême de tartre que
l'eau froide, et la dissoudroit même en totalité,
si on y ajoutoit un peu d'acide boracique : sa
dose ordinaire, comme purgatif, est d'une once.

Tartre soluble.

C'est le sel végétal des anciens, et le tartrite de
potasse de nos chimistes : il résulte de la combinaison de la potasse avec l'acide tartareux. Ses
propriétés sont assez analogues à celles de la
crême de tartre ; aussi l'emploie-t-on dans des cas

semblables. Sa dose est de deux gros à une once, dans un bouillon ou avec une infusion de séné.

Sel de Seignette.

C'est le tartrite de potasse et de soude de nos chimistes. Sa découverte est due à Seignette, pharmacien de la Rochelle. Il est formé de la combinaison de l'acide tartareux avec la potasse et la soude : il peut remplacer le précédent, et être remplacé par lui. Sa dose est de demi-once à une once.

Terre foliée de tartre.

C'est l'acétate de potasse de nos chimistes. Ce purgatif est aussi très-diurétique. On l'emploie surtout dans le traitement de diverses hydropisies. Sa dose est d'environ un gros. On le dissout dans du petit lait ou dans la décoction de cerfeuil. La décoction d'oseille seroit nuisible.

Sel polycreste.

Nous le nommons aujourd'hui sulfate de potasse ou tartre vitriolé. Il résulte d'une combinaison d'acide sulfurique et de potasse. C'est un purgatif doux et commode, qu'on adapte à toutes les circonstances qui réclament des moyens évacuans cathartiques. Sa dose est de deux gros. Il se prend dans du bouillon d'herbes ; mais pour en obtenir la dissolution, il faut, au préalable, le réduire en poudre, car il se fond très-difficilement. On l'unit parfois à la manne et au séné, pour composer une forte médecine. Il entre dans la composition du remède antilaiteux de Weis.

Sel de Glauber.

C'est le sulfate de soude auquel Glauber, qui en fit la découverte, a donné son nom. On l'a placé parmi les substances minérales, quoiqu'on puisse le retirer des cendres de plusieurs végétaux. Il purge commodément; mais il jouit d'une réputation un peu exagérée. Cullen, le savant mais scrupuleux Cullen lui-même, l'appeloit sel admirable de Glauber, et lui attribuoit une propriété rafraîchissante, à cause des flatuosités qu'il développe dans les intestins. Sa dose est de deux ou trois gros. On en réitère ordinairement l'usage pendant deux ou trois jours de suite.

Sel d'epsom.

Il porte aussi les noms de sel d'Egratz, de Sedlitz, etc., suivant qu'il est retiré des eaux minérales célèbres qui le contiennent. C'est, en d'autres termes, la magnésie vitriolée ou le sulfate de magnésie. Ce sel est très-répandu dans la nature : on le trouve en beaucoup de lieux tout formé. Il purge très-commodément. Sa dose est de trois à quatre gros et plus.

Phosphate de soude.

C'est dans les urines de l'homme, dans les eaux retirées par la ponction faite aux hydropiques, et dans d'autres liqueurs animales, que se trouve abondamment le phosphate de soude. Ce purgatif, adopté depuis une quinzaine d'années, sollicite les selles d'une manière très-certaine. Sa dose est de demi-once à une once.

PURGATIFS DRASTIQUES.

Ces purgatifs-ci sont très-violens , ainsi que nous l'avons déjà observé. C'est de ces substances que se servent habituellement les compositeurs de ces pastilles et pilules qui, sous un très-petit volume , purgent souvent beaucoup. On ne pourroit trop, Monsieur, prévenir le public de ce fait, afin de le mettre en garde contre les charlatans de place publique, et les vendeurs de remèdes secrets.

Jalap.

Cette substance nous a été apportée de la Nouvelle-Espagne, en l'an 1710 ; elle est d'unprix très-modéré, et son énergie est fort grande, quand elle est d'un bon choix. On la donne à la dose de douze ou vingt-quatre grains en substance ; et en poudre, son extrait se donne à celle de douze grains au plus.

Méchoacan.

Il est connu en France depuis le quinzième siècle ; c'est une racine qui a joui de quelque estime, parce qu'on l'employoit surtout pour les enfans, à cause de sa moindre violence. Sa dose est d'une dizaine de grains ; on peut le faire prendre dans du vin. Quelques empiriques le donnoient autrefois à la dose de deux gros.

Scamonée.

Ce purgatif eut de la vogue chez les anciens :
il en a beaucoup moins de nos jours. On se sert
de la racine et du suc de cette plante. Hypocrate
en prescrivoit la décoction. C'est principalement
le suc qu'on emploie aujourd'hui. Sa dose est
de seize grains.

Elléborre noir.

L'action véhémente de l'elléborre noir sur les
intestins, est, pour ainsi dire, connue de tout le
monde. Les anciens regardoient cette substance
comme un remède contre la folie. On se rappelle
l'histoire des filles du roi Paëtus, que Mélangius
guérit de la folie, en les purgeant avec le lait
d'une chèvre nourrie d'elléborre. On n'emploie
presque plus l'elléborre, à cause des accidens dé-
plorables qu'il a produits. La dose est de dix à
seize grains. On en prépare des extraits et des
teintures.

Séné.

C'est celui de nos purgatifs dont l'usage est le
plus fréquent ; il est assez énergique. On l'emploie
surtout pour les lavemens : on l'unit souvent à
la manne, et à d'autres purgatifs ; sa dose est proportionnée aux divers cas. Si on l'administre seul,
on peut le donner en poudre, de vingt-quatre à
soixante-douze grains ; en infusion, à celle de
demi-once à une once, dans six onces d'eau
bouillante. La décoction anéantit sa propriété
purgative.

Elatérium.

C'est une plante qui abonde en Italie, en Si-
cile, et généralement dans l'Europe méridionale.
Sydenham la proposoit pour les individus dont
les intestins sont rebelles à l'action des purgatifs.
Quelle erreur ! Un intestin trop irrité ne peut
être influencé par un purgatif, autrement qu'en
passant à la phlogose la plus aiguë, et souvent à
l'état gangreneux. La dose étoit portée, du temps
de cet auteur, à huit grains; mais il prétend qu'on
ne doit en donner que deux grains, ce qui nous
réconcilie avec cet auteur, dont le caractère de
prudence et de douceur nous a toujours charmés.

Gommé gutte.

Un arbre très-élevé produit cette substance; il
croît dans le Malabar : ce suc d'un rouge flaves-
cent, nous est apporté sous forme de petits gâ-
teaux secs et très-cassans. On emploie divers procédés pour le purifier; car, quoique dulcifié, il
est encore un des purgatifs les plus véhémens :
sa dose commune est de huit à douze grains. Ce
médicament étant en même temps purgatif et
vermifuge, les médecins forains en composent
souvent leurs pilules.

Agaric blanc.

Cette substance étoit jadis très-usitée en médecine; on l'envoyoit de l'Orient à Venise; elle
est un peu tombée en désuétude. On ne la donne
guère seule : sa dose doit être d'un demi-gros ou
d'un gros.

Huile de croton-tiglium.

Fried-Lander est le médecin qui vient d'introduire cette substance dans la matière médicale. Une seule goutte de cette huile, étendue dans une cuillerée à café d'eau tiède, produit une prompte et abondante purgation. Des expériences réitérées en France et en Italie, ont prouvé que ce médicament n'est autre chose que le plus violent des drastiques, un vrai poison enfin, quand il n'est pas manié avec toute la sagesse possible. C'est le suc d'un euphorbe des pays chauds, qui produit sur la surface muqueuse alimentaire, ce que la tytimale et l'épurge produisent sur la peau, si l'on y dépose la matière laiteuse qui en sort, lorsqu'on en rompt les tiges vertes.

Les purgatifs drastiques produisent, en général, un effet analogue à celui du croton-tiglium, à un degré plus ou moins apparent.

FÉBRIFUGES,

OU MÉDICAMENS AYANT LA PROPRIÉTÉ DE SUPPRIMER LES ACCÈS FÉBRILES, QUAND ILS SONT CONVENABLEMENT ADMINISTRÉS.

Kinkina ou quinquina.

Il paroît, d'après la tradition, que les peuples de l'Inde étoient, depuis des temps fort anciens, en possession des connoissances relatives aux vertus fébrifuges du quinquina, que le hasard leur avoit révélées, et qu'ils avoient juré de ne point découvrir à leurs tyrans. Les ouvrages qui traitent de la découverte du Nouveau - Monde, font aisément comprendre la raison de cette résolution.

Ce ne fut qu'en 1640, pendant que le comte *del Cinchon* faisoit les fonctions de vice-roi de Lima, qu'un gouverneur de Loxa proposa la poudre de quinquina à l'épouse du vice-roi, atteinte d'une fièvre tierce ; les propriétés de ce médicament lui ayant été découvertes par un Indien. L'administration de ce remède arrêta fort bien les paroxismes de cette maladie. Un tel succès, obtenu sur la personne d'une vice-reine, ne manqua pas de donner à l'écorce du Pérou, un crédit qui s'est si bien soutenu.

On distingue un grand nombre d'espèces de quinquina, dont l'énumération ne peut trouver place ici ; il s'administre en poudre, à des doses variées, suivant les circonstances de la maladie et de la qualité du médicament. En général, on la donne depuis deux gros jusqu'à une once ; les quinquinas orangé, rouge, jaune, agissent à une moindre quantité que le blanc. L'on prépare dans nos officines des extraits et des sirops, des vins et des teintures de quinquina, dont nous faisons des prescriptions très-diversifiées, pour combattre une multitude de maladies asthéniques.

La chimie est parvenue, il y a quelques années, à séparer du quinquina un sel élémentaire appelé par elle quinine et sinchonine, suivant l'espèce de quinquina dont on l'a retiré. Ce principe, uni à d'autres principes au moyen desquels on en a fait l'extraction, porte encore le nom de sulfate de quinine, etc.

Cette nouvelle production de l'art est de la plus grande utilité, à raison du petit volume sous lequel est renfermée une grande somme de propriétés toniques et amères. Il répugne beaucoup moins aux malades que le quinquina en poudre ou en décoction, et les voies digestives sont exemptées, par son moyen, d'élaborer une grande quantité de résidu inutile et fatigant.

On administre cette substance depuis la dose d'un grain jusqu'à celle de dix, dans les vingt-quatre heures ; les formes de bols, pilules, sirops, teinture, vin, etc., lui conviennent également, et il s'y prête très-bien. Soixante grains, dans deux livres de sirop simple, ou mieux de sirop de gomme, font le sirop de quinine ou de sinchonine ; douze grains dissous dans une pinte de bon vin de Bordeaux, ou d'Espagne, forment le vin du nom de ce médicament ; six grains dans une once d'alcohol, à trente-quatre degrés, font une teinture, de laquelle deux onces, mises dans une pinte de vin, forment un vin préférable au précédent.

Cascarille.

Ce médicament a été connu de *Vincent Garcias Salat,* savant espagnol, d'après des observations qu'il a publiées en l'an 1692. *J. André Stisser,* professeur à Helmstadt, en étendit la réputation, et fit l'éloge de ses vertus, en 1693. Ce fut pendant les années suivantes, que *J. L. Alpinus* confirma la réputation naissante de ce remède, par l'heureux emploi qu'il en fit dans le traitement des fièvres qui régnèrent à Herspruch, et aux environs de cette ville. Cette substance nous vient de la Jamaïque : la dose en est relative aux divers cas; *Fagon* la borna à dix ou trente grains; *Santhesson* la porta à un demi-gros, trois fois par heure, avant l'exacérbation. On mêle avantageusemant la cascarille au quinquina.

Angusture.

C'est l'écorce d'un arbrisseau transporté par les Espagnols d'Angustura, dans l'Amérique-Australe, à l'île de la Trinité. Ce remède a des propriétés analogues à celles des précédens ; on le donne réduit en poudre, par petites doses de douze grains, réitérées plusieurs fois le jour, dans du vin blanc étendu d'eau. On en fait une infusion, en mettant une once de cette poudre dans une pinte d'eau bouillante : la dose de cette préparation est de deux à quatre cuillerées. La décoction s'opère en faisant bouillir la même quantité d'angusture, pendant environ un quart-d'heure, dans une pinte d'eau. Certains y ajoutent un peu de noix muscade, pour accroître ses vertus ; elle se donne de la même manière que l'infusion. Une once d'angusture, dans une pinte d'alcohol, forme une très-bonne teinture, qu'on donne à la dose d'une once, dans huit onces de l'infusion ou de la décoction, avec quelques gouttes d'alcohol de lavande.

Ecorce de saule blanc.

Stonne s'étant aperçu de l'extrême amertume de l'écorce de saule, se détermina à en faire usage pour le traitement de certaines maladies; il administra, en conséquence, sa poudre dans les intervalles des fièvres, avec un vrai succès. Lorsqu'il avoit à combattre des fièvres quartes très-anciennes, il mêloit à ce médicament, un peu de quinquina; l'on pourroit citer l'autorité de *Gauzius*, de *Cullen*, et de MM. *Coste* et *Wilmet*.

Stonne rapporte qu'ignorant les propriétés de l'écorce de saule, il l'avoit d'abord donnée à la dose de vingt grains; en suivant une augmentation progessive, il constata enfin que la dose la plus convenable étoit celle d'un gros.

Quassia.

Il est peu de substance amère dont on ait autant préconisé les avantages. L'écorce, le bois et la racine de quassia sont employés chez nous depuis 1772.

Les fièvres intermittentes de tous les types s'éternisent en quelque sorte au sein des marais infects de Surinam. C'est dans ces lieux que croît le quassia, et qu'il a acquis sa première célébrité. On l'administre communément par la voie de l'infusion; ce procédé convient mieux pour conserver le principe amer, que celui de la décoction, d'après la remarque de *Persival*. On réduit préalablement l'écorce en poudre; on en met un gros dans une chopine d'eau, et après une digestion

de

de douze heures, on l'administre à la dose d'une once. *Linneus* avoit recours à l'eau bouillante, et alors il suffisoit de prolonger la digestion pendant l'espace d'une heure. On peut également effectuer des infusions de quassia, dans des vins plus ou moins bien appropriés, en ajoutant deux gros de quassia par chopine; mais il seroit sans doute plus convenable de se servir, pour cette préparation, de la teinture même de quassia, d'après les procédés usités aujourd'hui, pour la confection des vins médicinaux. La teinture à laquelle le célèbre *Sandifort* attribue une grande vertu, s'effectue en laissant digérer une once de poudre de quassia dans six onces d'esprit-de-vin. La dose est de trente gouttes, dans un véhicule approprié à la maladie.

Gentiane.

C'est ici le quinquina de nos montagnes; car cette plante y croît si communément, qu'on ne peut, pour ainsi dire, faire un pas sans la rencontrer; elle a beaucoup des propriétés du quinquina. C'est un amer dont on a d'autant plus abusé, qu'il se trouve sous la main de plus de gens. Parmi ses autres propriétés, cette substance jouit de la vertu fébrifuge : son amertume est excessive, ce qui fait que bien souvent on tâche de la masquer. On en fait un extrait qu'on donne sous forme de pilules, à la dose de vingt-quatre grains : deux onces de cette racine, une once d'écorce d'orange, et trois livres d'alcohol, à vingt degrés, forment sa teinture. On réduit en poudre les deux premiers, et on les fait macérer avec la moitié de l'alcohol précité ; après une digestion de cinq ou six jours, au soleil ou au bain de sable, l'on décante et l'on recommence l'opération avec le reste de l'alcohol. Les deux liqueurs étant ensuite réunies et filtrées, constituent une teinture amère. En mêlant cette teinture à du bon vin, l'on fait un vin fébrifuge : deux onces de teinture et une pinte de vin, sont les proportions ; la dose est de quatre onces au plus, pendant l'intermission de la fièvre.

Petite centaurée.

La petite centaurée a joui d'une grande renommée chez les anciens peuples : cette plante a beaucoup d'affinité avec la précédente ; on se sert de ses sommités et de sa tige. Ce que nous avons dit de la gentiane, peut s'appliquer à la petite centaurée. On en fait une infusion ou une décoction, ainsi qu'un extrait qui s'administre à la même dose que celui de la gentiane.

Camomille.

La camomille a obtenu et obtient journellement des succès incontestables dans le traitement des foiblesses d'estomac, et on la donne en poudre à la dose d'un demi-gros ou d'un gros, en qualité de fébrifuge.

Arnica.

Collin, médecin de l'hôpital de Parmazzan, est celui qui s'est occupé de l'administration de cette plante, avec le zèle le plus soutenu ; il en obtint surtout des succès très-marqués dans le traitement des fièvres intermittentes qui régnèrent épidémiquement en 1770, et qui se convertissoient en fièvres adynamiques, lorsqu'on vouloit les combattre par le quinquina. Cet auteur a prescrit diversement la plante dont nous parlons. Il faisoit légèrement bouillir une once de ses fleurs, dans un peu d'eau, et ajoutoit du sirop à une pinte de colature. Il partageoit cette boisson en doses égales, qu'il faisoit prendre dans l'espace de vingt-quatre heures ; il donnoit l'extrait de fleur d'arnica, à la dose d'un demi-gros ou d'un gros, dans une eau distillée odorante ; il donnoit aussi la poudre d'arnica à petites doses.

Absinthe.

M. *Pinel*, notre bon médecin patriarchal, auquel nous avons tant d'obligations, à cause des préceptes qu'il nous a donnés, et de la part active qu'il a prise au progrès de la science, administre l'absinthe depuis long-temps avec succès, à l'hôpital de la Salpétrière, dans le traitement des fièvres intermittentes, ainsi que le célèbre docteur *Aliber*, à l'hôpital Saint-Louis, à Paris.

La dose d'absinthe en poudre est d'un demi-gros ; son infusion à froid, d'une once de cette plante, dans une livre ou chopine d'eau ; son essence à la dose d'un gros, et son extrait à la dose d'un demi-gros à un gros.

Amandes amères.

Bergius prétend que ce fruit guérit les fièvres

intermittentes, même celles qui se sont montrées rebelles au quinquina. Voici la formule :

Prenez deux gros de tartre soluble, et une once et demie de miel ; mettez-les ensemble dans une chopine d'eau ; d'un autre côté, une once d'amandes amères ; faites une émulsion en triturant ces amandes avec l'eau dans laquelle le tartre est dissout, passez à travers un linge blanc ; donnez, pendant l'intermission, une livre ou deux de ce mélange, et réitérez au besoin. On peut, en cas de résistance, lui adjoindre le quinquina. (On a découvert de l'acide prussique dans les amandes amères.)

Seneçon (senecio minor).

Stedmann, chirurgien à Kintoff, prétend qu'il a vu guérir beaucoup de fièvres intermittentes, au moyen d'un simple cataplasme de seneçon vulgaire, récemment cueilli, et appliqué froid à l'épigastre, pendant l'intermission fébrile. Ce moyen, dit-il, cause d'étranges vomissemens, quelques heures après son application. (Essais de la Société d'Edimbourg.)

Charbon de chêne vert.

M. Calvert, médecin italien, et d'autres médecins du même pays, et d'Angleterre, rapportent des guérisons de fièvres intermittentes par l'usage du seul charbon de chêne vert réduit en poudre. (Revue médicale, française et étrangère, 1824.)

Poivre.

Le docteur Mêli prétend que le poivre en poudre, à la dose de huit à douze grains, est un bon fébrifuge. Il a découvert un sel particulier auquel il a donné le titre d'alcali (ce qui est contesté), et qu'il extrait du poivre, au moyen d'opérations chimiques. Il a donné à ce sel le nom de Pipérin. Plusieurs observations rapportées par lui, constatent que ces deux substances unies à la gomme arabique, jouissent de propriétés fébrifuges évidentes.

On trouve dans un ouvrage un peu suranné, intitulé : *Secrets de Lémery*, etc., que le poivre a été administré depuis long-temps dans le même but.

Noix de galle.

Le docteur Renaume, de l'Académie des sciences, docteur régent de la Faculté de médecine de Paris, dans un discours qu'il prononça à cette Académie, le 3o avril 1710, annonça qu'il avoit découvert une puissante vertu fébrifuge à la noix de galle ; il la donnoit en poudre, sous forme de bols, à la dose de trente-six grains, pendant une intermission de fièvre, de quatre en quatre heures, après avoir convenablement préparé le malade. C'est un fort astringent qui a l'inconvénient de constiper beaucoup ; mais on obvie à cela par des clystères.

Je puis dire qu'étant prisonnier de guerre en Russie, et n'ayant point de quinquina à ma disposition, j'employai ce remède d'abord sur un jeune Russe, porteur d'une fièvre quarte de plusieurs années, ensuite sur quelques-uns de mes compatriotes, avec un plein succès. J'ai quelquefois adjoint à cette substance le muriate d'ammoniac, en diminuant les proportions de la galle, et ai, par ce moyen, supprimé quelques fièvres intermittentes, depuis mon retour en France.

Émétique.

Thomson, médecin à Montrose, prétendoit qu'un léger émétique, administré au moment de l'invasion d'une fièvre intermittente, suffit souvent pour en supprimer les accès. Il ordonne de réitérer ce moyen jusqu'à parfaite guérison. M. Lebondidier, ancien chirurgien - major de l'ex-onzième chasseurs à cheval, mon estimable ami, m'a quelquefois parlé avantageusement de cette méthode, qu'il mit en usage, lorsqu'il fut appelé au service de chirurgien en chef de l'hôpital militaire de Magdebourg. C'est surtout ici qu'on doit recommander au médecin l'état des voies gastriques. Ce moyen doit être, ou très-efficace, s'il réussit, ou très-funeste, s'il manque son but. Je n'ai guère osé l'employer.

Pommade stibiée.

Le docteur *Kesler*, de Magdebourg, emploie, dit-il, avec beaucoup d'avantage, la pommade stibiée dans les fièvres pernicieuses. Il cite deux exemples de guérisons obtenues par ce moyen. Il fait frictionner, de deux en deux heures, le ventre du malade, avec la pommade stibiée, jusqu'à l'époque où l'éruption paroît, ce qui oblige quelquefois le malade de s'aliter, à cause des douleurs violentes que causent de nombreux boutons. (Revue médicale, octobre 1824.)

Cette pommade stibiée se prépare avec le tartre émétique et l'axonge de porc; la proportion est de cinq parties du premier, sur seize parties du second. Il faut une trituration très-exacte, et long-temps prolongée. On en passe chaque fois de la grosseur d'une noisette.

Fébrifuge de bonne femme.

Eau-de-vie à vingt degrés, eau de roses, suc de persil, deux cuillerées de chaque; mêlez et faites prendre au malade, dans le milieu de l'intermittence de la fièvre. On m'a tant vanté ce remède, que je n'ai pu me refuser au désir de le faire connoître.

Il est une foule de moyens qui d'abord paroissent puérils, et qui pourtant, employés à propos, détruisent très-bien les accès de fièvres périodiques. Il est, je crois, sage de ne rebuter légèrement aucune espèce de secours, lorsqu'il s'agit d'une série de maladies qui se montrent si souvent opiniâtrément rebelles aux moyens les plus rationnels, et dont l'expérience a d'ailleurs si souvent constaté l'efficacité. L'on sait ce que peut l'influence morale sur la marche et la durée de ces maladies; l'on sait combien la nature est sujette aux habitudes vicieuses, et l'on s'explique, par ce moyen, la persévérance des accès, quand, d'ailleurs, toute cause productrice du symptôme a cessé depuis un temps plus ou moins long, ainsi que la facilité qu'ont eue de simples moyens pour les faire disparoître.

Ces raisons et le désir de fournir aux méde-

cins des moyens que leur expérience leur fera
adopter ou rejeter, suivant les résultats qu'ils en
auront obtenus, m'ont porté à surcharger cet
opuscule de ce compendium de matière médicale.

J'ai, encore un coup, l'honneur de vous prévenir, Monsieur, que la connoissance des médicamens, de leurs propriétés et des doses auxquelles
il convient de les administrer, n'est qu'un savoir
inutile ou très-nuisible, si l'on ne peut sainement
juger de l'indication. Tout individu qui se mêle
de traiter les malades, sans les connoissances précises que réclame un art si grave, si avantageux,
et si digne de respect, s'expose à devenir homicide, ou tout au moins attentateur de la santé
humaine. Rien n'est si commun que les erreurs
en médecine, surtout de la part des personnes
qui n'ont pas l'instruction nécessaire, et rien
pourtant n'est si multiplié que les donneurs de
recettes. Dieu veuille que tous ceux de ces médicamenteurs imprudens, qui liront mon livre,
soient convertis, et ne retombent plus dans ce
malheureux péché, qui est bien une branche de
celui de l'orgueil, s'il n'est pas l'irréflexion ou
la sottise elle-même !

CONSERVATION DES SANGSUES.

Je crois utile de donner ici à mon lecteur, un conseil sur la manière dont il faut conserver les sangsues, qui, par le grand emploi qui s'en fait aujourd'hui, deviennent une marchandise assez chère, et dont la rareté ne peut que s'accroître chaque jour. Je vois que partout on place les sangsues dans des bouteilles, ou dans des bocaux exactement remplis d'eau ; et mon expérience m'a démontré que, malgré le fréquent changement d'eau, il en périt beaucoup. Quelques personnes attribuent leur mortalité à la mucosité abondante qu'elles déposent sur les parois du vase, mucosités qui, disent-elles, venant à se corrompre, deviennent matières mortifères pour ces animaux : ces personnes-là conseillent de laver de temps en temps le vaisseau avec des cendres et de l'eau. J'ai fait la triste épreuve que ce moyen est des plus préjudiciables : chaque jour, le bain de mes sangsues devenoit aussi rouge que du sang, et je ne fus pas long-temps à soupçonner que la potasse seule qui restoit adhérente à l'intérieur du bocal, malgré les lavages d'eau claire répétés, après en avoir retiré les cendres, étoit le poison qui tuoit mes sangsues. Ah ! si nos humoristes avoient pu voir clair dans le traitement des maladies, comme moi dans celui de mes sangsues, que de prétendues fièvres putrides eussent été regardées comme des symptômes d'inflammation occulte ; et combien de gens morts empoisonnés par des doses réitérées de purgatifs ou de toniques, se seroient parfaitement sauvés au moyen de *la diète et l'eau.*

Voyant qu'il n'étoit pas toujours facile de conserver les sangsues, même avec l'eau la plus pure, j'ai fait diverses expériences, dans le but de trouver un bon moyen pour cela ; et j'y ai enfin réussi. Il est inutile de faire ici l'énumération des divers essais que j'ai faits. Voici seulement le procédé que je mets en usage avec tout le succès possible.

Je place mes sangsues dans un bocal ou dans un pot de terre neuf, au fond duquel je dépose une poignée de mousse ordinaire ; je projette parmi la mousse quelques morceaux de limon d'eau, cueilli dans la belle saison, et desséché sur une tablette de ma pharmacie ; j'ajoute assez d'eau, pour que la mousse en soit recouverte, mais pas plus haut que le lieu qu'elle occupe, et dans un bocal d'environ trois litres, dont l'eau et la mousse n'occupent qu'environ le quart de la capacité ; je garde jusqu'à cinq cents sangsues qui jouissent là de la meilleure santé et de la plus grande vivacité. En été, je leur donne de nouvelle eau, tous les quatre ou cinq jours ; mais en hiver, elles n'en sont changées que tous les dix ou quinze jours. Je ne renouvelle la mousse et le limon, que lorsqu'ils me paroissent trop chargés des excrémens de ces animaux.

(139)

J'ai essayé de conserver les sangsues qui viennent de servir, et par le même procédé, je me suis assuré qu'au bout d'un mois environ, elles sont propres à servir de nouveau, et itérativement un très-grand nombre de fois.

On croit généralement qu'il peut devenir dangereux de se servir de sangsues qui ont sucé du sang de personnes malsaines. Je suis porté à croire que c'est une erreur, du moins, rien jusqu'à ce jour ne me l'a prouvé : la sangsue boit, pompe le sang, mais ne peut rien injecter dans sa piqûre ; elle ne peut donc pas communiquer de virus, à moins qu'imparfaitement vidée du sang impur qu'elle a absorbé, elle n'en verse une partie sur la peau excoriée de l'individu auquel on l'applique.

On a la très-mauvaise habitude de faire regorger les sangsues, au moyen d'une pincée de cendres ou de sel jeté sur leur dos : ce moyen en fait beaucoup périr ; la soude ou la potasse que contiennent les cendres, leur font une cautérisation qui les tue, ou tout au moins les affoiblit beaucoup. Il faut, quand on veut faire resservir des sangsues, aussitôt qu'elles sont détachées de la partie qu'elles viennent de sucer, les saisir par l'extrémité opposée à celle du suçoir, et avec l'index et le pouce de l'autre main, les presser modérément, en avançant de l'arrière à l'avant, jusqu'à ce qu'elles aient regorgé tout le sang qu'elles ont bu. Ensuite, après les avoir lavées à l'eau claire, on les place dans un réservoir particulier, avec les mêmes précautions que nous venons d'indiquer.

J'ai vu des sangsues écrasées par mégarde sous ma chaussure, qui, ayant été lavées, puis déposées dans le réservoir avec les saines, ont en peu de temps repris leur forme naturelle, et cicatrisé si bien leur plaie, qu'elles sont redevenues propres à reservir.

Je désire que les pharmaciens des hôpitaux et du civil suivent mon procédé, et je suis persuadé qu'ils en retireront le même avantage.

PROPOSITIONS

HYGIENNIQUES ET THÉRAPEUTIQUES.

1re.

L'HOMME, tel qu'il est sorti des mains du Créateur, doit naturellement, pendant toute son existence, se nourrir de semences féculentes, de fruits, de légumes, du lait, des œufs et de la chair des animaux; s'abreuver et se laver l'extérieur du corps d'eau naturelle pure.

2e.

Les épiceries, les alimens de haut goût, salés, fumés, corrompus; les liqueurs fermentées, spiritueuses, etc., lui sont infiniment plus nuisibles qu'utiles.

3e.

L'usage immodéré des alimens et boissons préparés avec art, produit infailliblement un état inflammatoire, aigu ou chronique des voies alimentaires, et tout ce qui l'accompagne ou s'ensuit.

4ᵉ.

Cette lésion (gastro - entérite du professeur Broussais) peut aussi être le produit des intempéries atmosphériques, et de l'inattention de la part de l'individu à se vêtir et s'abriter d'une manière convenable; elle peut provenir aussi d'un chagrin excessif et de toutes les passions énervantes, aussi-bien que de l'insobriété dans l'usage des alimens ordinaires.

5ᵉ.

Pour guérir cette lésion, surtout lorsqu'elle est aiguë, il faut se soumettre à un traitement antiphlogistique plus ou moins actif, suivant le cas; mais ce doit toujours être au médecin éclairé qu'on s'est choisi, qu'il faut laisser le soin de diriger un traitement si difficile.

6ᵉ.

Si, au lieu d'aiguë, cette affection n'est que chronique, on peut s'en guérir ou l'alléger beaucoup, quelque ancienne qu'elle soit, en adoptant un nouveau régime de vivre plus convenable : ce régime, comme on peut bien se l'imaginer, doit être en opposition parfaite aux écarts qui ont produit la maladie.

7ᵉ.

Mais ce seroit une erreur bien préjudiciable,

que de croire que ce changement de régime doit s'opérer brusquement : le buveur doit diminuer peu à peu la quantité de boissons vineuses ou spiritueuses, s'accoutumer progressivement *à l'union de Bacchus aux naïades*. Il arrive au bout d'un temps plus ou moins long, que l'estomac et l'économie animale en général se trouvent parfaitement bien de ce nouveau mode d'étancher la soif.

8e.

Le gastronome et celui qui abuse de l'usage des assaisonnemens, du café, du thé, etc., doit renoncer insensiblement à de tels abus, et son estomac, loin de s'en affoiblir, reprendra plus de force réelle et plus de facilité dans l'exercice de ses fonctions. Nous le répétons, point de brusques transitions; la nature, surtout en pareil cas, ne s'en accommode jamais bien.

9e.

Celui qui se livre à toute l'effervescence de ses passions, doit, autant que possible, se modérer, et rechercher les occasions capables de faire naître de douces affections, même de la gaieté.

10e.

Si, chez un individu atteint d'une ancienne irritation chronique, il vient à s'en développer une aiguë, elle se montre beaucoup plus difficile à modérer, et amène bien plus facilement de funestes résultats. Dans ce cas, le médecin doit, dans son traitement, avoir égard à l'appauvrissement du sujet, qui, bien souvent, avec l'apparence de l'état pléthorique, tombe facilement dans celui d'anémie, après l'usage de quelques émissions sanguines.

11e.

Le sujet atteint d'inflammation gastrique et entérique, doit, toutes choses égales du reste, dans l'état aigu comme au chronique, faire un fréquent usage de boissons froides mucilagineuses, sucrées ou acidulées, mais à très-petites doses fréquemment répétées. L'estomac irrité s'accommode fort mal d'une grande dose de boisson ; et ce ne doit être que lorsque celle qu'on vient de prendre, ne se fait plus éprouver à l'estomac, et est bien absorbée, qu'il faut en réitérer l'usage.

12e.

La boisson convenable, arrivée en petite quantité sur la muqueuse digestive, y est promptement absorbée, et en a bientôt éteint la chaleur, qui surtout est augmentée par l'acte même de la digestion. C'est donc principalement à la suite de l'ingestion des alimens solides, qu'il est bon d'humecter peu à peu l'estomac, mais, comme nous l'avons dit, d'une manière graduée, peu notable : la grande quantité de boissons fatigue l'estomac, y introduit du trouble et du bouleversement, y fait éprouver toute sa pesanteur, et, délayant trop les matières qui y sont contenues, les entraîne jusqu'aux derniers intestins, dans un état de colliquation ou crudité qui détermine le dévoiement.

MON OPINION

SUR LA DOCTRINE PHISIOLOGIQUE.

Le terrain esculapien est très-vaste, et seroit fort productif; mais il est, par endroits, si mal cultivé, qu'on pourroit le croire inculte ou stérile. Vers le point où on peut aisément voir qu'il est le mieux cultivé, on trouve encore beaucoup de travailleurs peu intelligens, qui ne le font pas aussi-bien fructifier qu'il en paroît susceptible.

Parmi d'habiles agronomes, propriétaires de ce fonds, un ouvrier laborieux et ingénieux a planté, au milieu de la plus brillante culture, un jeune arbre qui, en peu de temps, a acquis un développement et une force considérables. Il est devenu si promptement apparent, que tous les regards se sont tournés vers lui, et qu'il a causé une telle surprise, que tous les travaux en ont été momentanément suspendus : beaucoup de cultivateurs l'ont considéré avec admiration, et tous avec étonnement ; mais bientôt des clameurs se sont fait entendre du sein de la multitude. Il nuit à mes plantations, auxquelles il soustrait la lumière du soleil, crioit l'un ; il sera d'un mauvais rapport, s'écrioit l'autre ; il est en tout nuisible!!! fut le cri d'une foule. Cependant des voix graves et imposantes faisoient entendre un murmure d'approbation ; et mon oreille at-

tentive

tentive entendit ces mots qu'a retenus ma mémoire : Il nous offre son ombrage . . . . . Nous irons, à l'abri de ses rameaux fleuris, goûter le repos, et nous délasser des travaux pénibles de la journée.

Mais bientôt un détachement de furieux s'est élancé vers l'arbre précieux pour l'anéantir. Les uns veulent tenter son éradication ; mais cela n'est pas possible ; il a de trop profondes et de trop fortes racines. Les autres, et ceux-ci sont les plus nombreux, se sont attachés à détruire ses branches, et ils n'ont pas mieux réussi que les premiers. En somme, qu'a produit leur colère ? le brisement de quelques légers rameaux que de nombreux rejetons ont bientôt remplacés..... La fureur des assaillans s'est un peu ralentie ; ils avouent que les racines et le tronc de cet arbre sont trop vigoureux pour qu'on puisse jamais les détruire ; mais ils prétendent qu'ils parviendront bien à en élaguer les plus grosses branches ; en attendant, ils se reposent sous son ombrage, des fatigues de leurs efforts infructueux..... Restons encore spectateurs, et nous verrons ce qu'il adviendra de leurs menaces.

─────────

La crainte de paroître faire un trop grand cas de cet opuscule, m'a empêché de placer, avant son épître dédicatoire, l'hommage de mon profond respect et de ma vive reconnoissance pour Sa Majesté MARIA FEODOROWNA, impératrice-mère de toutes les Russies ; mais je ne dois pas le terminer sans publier ses bienfaits.

Sa Majesté impériale tient sous sa protection spéciale les hospices des pauvres et des enfans trouvés de Moscow ; ayant appris, vers la fin de 1812, par M. *Gelardi,* son architecte à cette ancienne capitale des Czars, que quinze officiers Français, prisonniers de guerre, restoient gisans aux enfans trouvés, S. M. eut la bonté de nous faire une gratification de la somme de quinze cent roubles (1,800 francs), et de m'accorder, à ma convalescence, une place de chirurgien à son hospice des pauvres ; emploi dont diverses circonstances m'empêchèrent de profiter.

Je dois aussi rendre hommage aux mânes de M. l'abbé *Zuric,* prêtre français, desservant la paroisse des catholiques romains de Moscow. Ce vénérable ecclésiastique, se livrant sans réserve à la bonté de son cœur, couroit chaque jour administrer les secours de la religion à ses malheureux compatriotes, et leur distribuer de bons alimens, et tous les autres secours dont il pouvoit disposer. Un si grand zèle fut payé par une maladie grave, de laquelle il parut se relever pendant quelques semaines, qu'il employa à continuer avec un redoublement d'ardeur ce pieux et dangereux exercice, qui lui occasionna une rechute, dont il mourut : il laissa tous ses paroissiens et ses infortunés protégés dans la plus grande affliction.

M. l'abbé Perrin (auteur d'un ouvrage estimé, sur les mœurs et usages des peuples de la Russie) fut désigné pour lui succéder. Nous avions déjà beaucoup d'obligations à ce digne ecclésiastique,

qui servit également de père à tous les prisonniers de guerre et à ses paroissiens.

Si, comme je l'espère, M. l'abbé Perrin est
encore vivant, et que ces lignes lui parviennent,
je le prie d'avoir pour agréable l'assurance de
mon respect et de ma reconnoissance.

FIN.

DICTIONNAIRE

ABRÉGÉ

DES TERMES SCIENTIFIQUES

EMPLOYÉS DANS CET OUVRAGE.

A.

ABDOMEN, *s. m.* Bas-ventre. Abdominal, qui appartient à l'abdomen.

ABSORBANT, *adj.* et *s. m.* Nom des vaisseaux qui pompent le chyle dans le tube intestinal, ou la sérosité qui s'exhale dans les cavités splanchniques, ainsi que des vaisseaux qui remplissent des fonctions analogues à la surface de la peau et ailleurs. — Se dit aussi d'un remède porreux, destiné à pomper certains fluides, ou à exciter l'action des vaisseaux absorbans.

ABSTÈME ; *adj. des deux g.* Nom de ceux qui s'abstiennent de vin.

ACCÈS , *s. m.* Retour périodique, ou arrivée d'une maladie.

ACIDULE , *adj. des deux g.* Peu ou foiblement acide (aigrelet).

ACRE , *adj. des deux g.* Piquant, corrosif. On donne ce nom à tout ce qui brûle ou écorche la langue.

ADHÉRENT, *adj.*, ou ADHÉRENCE, *s. f.* Union intime d'une partie à une autre.

ADYNAMIE, *s. f.* Foiblesse , abattement , défaut de forces.

ADYNAMIQUE, *adj*. Nom nouveau de la fièvre putride.

AIGU, E, *adj*. Inflammation vive, et toute maladie dangereuse, parcourant ses périodes avec rapidité.

ALCOHOL, ou ALCOOL, *s. m.* Liquide spiritueux, inflammable. L'esprit-de-vin est un alcohol.

AMPOULE, *s. f.* Petite tumeur sur la peau, pleine d'eau.

AMYGDALES, *s. f. pl.* Corps glanduleux, en forme d'amandes, rougeâtres, situés dans l'intérieur du voile du palais, sur les côtés de la base de la langue.

ANATOMIE, *s. f.* Dissection du corps d'un animal, pour en connoître la structure. — Anatomie pathologique. *Voyez* PATHOLOGIE.

ANÉMIE, *s. f.* Privation ou trop grande diminution de quantité du sang qui ne peut être renouvelé.

ANNULAIRE, *adj. des deux g.* Se dit du quatrième doigt où l'on met l'anneau, et de la forme, direction et ressemblance des fibres intestinales (ressemblant à un anneau).

ANTÉRIEUR, E, *adjectif*. Parties situées ou tournées en avant.

ANTÉRO-POSTÉRIEUR. Allant de devant en arrière ; ayant du rapport avec le devant et avec le derrière.

ANTIPHLOGISTIQUE, *adj.* et *s. m.* Remède contre l'inflammation. Remède rafraîchissant.

ANTISPASMODIQUE, *adj.* et *s. m.* Remède contre le spasme, ou les affections spasmodiques.

ANXIÉTÉ, *s. f.* Sensation triste qu'on éprouve à la vue, ou par la crainte d'un mal imminent qu'on ne peut éviter.

AORTE, *s. f.* Grande artère qui sort du ventricule du cœur, et porte le sang dans toutes les parties du corps.

APOGÉE, *s. m.* et *adj.* Terme d'astronomie ; point du

ciel où une planète est à sa plus grande distance de
la terre. Se dit figurément en médecine, pour indiquer le plus haut degré d'une maladie.

ARTÈRE, *s. f.* Erasistrate le premier donna ce nom aux
vaisseaux sanguins, parce qu'il imaginoit que ces
vaisseaux contenoient de l'air. On entend par artère,
les vaisseaux qui portent le sang, du cœur à toutes
les parties du corps. Ce sang est d'un rouge vif,
tandis que le sang veineux est foncé en noir. Les artères ont un mouvement de pulsation.

ASCARIDES, *s. m. pl.* Nom de petits vers ainsi dénommés à cause de leur mouvement continuel : ils ont le
corps allongé et cylindrique.

ASSIMILATION, *s. f.* Rendre semblable. Action vitale
par laquelle les alimens sont convertis en la substance
de l'animal.

ATAXIE, *s. f.* Désordre, irrégularité, confusion : dérangement et irrégularité dans les crises des fièvres,
et dans leurs paroxismes.

ATAXIQUE, *adj. f.* Nom d'une fièvre marquée par des irré-
gularités nerveuses; produite par une cause physique
ou morale, portant atteinte au principe nerveux.

ATMOSPHÈRE, *s. f.* Mélange d'air et de toutes les exha-
laisons qui s'élèvent de la terre, et l'entourent jusqu'à une certaine hauteur.

ATMOSPHÉRIQUE, *adj.* Qui a rapport à l'atmosphère.

AUTOPSIE cadavérique; *s. f.* Examen ou recherches que
l'on fait sur les cadavres, pour découvrir le siége des
maladies, l'altération des organes, et la cause de la
mort.

B.

BRONCHES, *s. f. pl.* Ramifications de la trachée-artère,
qui conduisent l'air dans les poumons.

BRONCHIQUE , *adj. des deux g*. Qui a rapport ou qui appartient aux bronches.

C.

CALIBRE , *s. m.* Grandeur de l'ouverture des conduits, canaux, vaisseaux sanguins , lymphatiques.

CANAL nasal, *s. m.* Conduit se rendant de l'œil à la narine correspondante , et par lequel les larmes s'écoulent dans le nez , après avoir lubrifié l'œil.

CANAL thorachique, *s. m.* Conduit par où passe le chyle dans la poitrine , pour se rendre au cœur.

CAPILLAIRE, *adj. des deux g*. Vaisseaux déliés, grêles , allongés comme des cheveux.

CARDIALGIE , *s. f.* Vive douleur vers l'orifice supérieur de l'estomac (le cardia), ou bien sensation incommode de chaleur ou d'acrimonie, qui se porte de l'estomac vers l'œsophage , et menace de syncope.

CARMINATIFS , *adj.* Remèdes contre les vents et les flatuosités.

CATARRHAL, E, *adj.* Qui a rapport au catarrhe.

CATARRHE , *s. m.* Fluxion d'humeurs attirées par une inflammation ou une irritation. Ce nom appartient spécialement aux inflammations aiguës ou chroniques des membranes muqueuses.

CAUSTICITÉ , *s. f.* Qualité de ce qui est caustique.

CAUSTIQUE , *s.* et *adj. des deux g*. Brûlant , corrosif.

CAVE, *s.* et *adj.* Creux situé profondément. On a donné ce nom à deux principales veines du corps humain ; l'une est la veine cave supérieure, descendante ou thorachique ; l'autre la veine cave ascendante ou abdominale. Ces veines sont chargées de transmettre au cœur tout le sang apporté des extrémités du corps , etc.

CENTRE , *s. m.* Le milieu intérieur ; le point moyen d'une chose ; le point qui est également éloigné de tous les points de la circonférence d'un cercle.

CENTRE épigrastique. La plupart des anatomistes et des physiologistes modernes désignent, sous ce nom, les ganglions et plexus nerveux formés par le grand sympatique et le nerf pneumo-gastrique, dans la partie profonde de l'épigastre, autour de l'artère céliaque, devant les piliers du diaphragme, et où semblent venir aboutir, comme à un centre, les impressions reçues des diverses parties du corps.

CENTRES nerveux. On appelle ainsi les organes d'où les nerfs tirent leur origine. Le cerveau et la moelle épinière sont les centres des nerfs de la vie animale ou de relation; et les ganglions du grand sympatique, celui des nerfs de la vie organique ou d'assimilation.

CENTRIFUGE, *adj. des deux g.* Qui tend à éloigner du centre, qui fuit le centre.

CHORION, *s. m.* Partie la plus épaisse de la peau, autrement nommé le derme. Une membrane du même nom enveloppe le produit de la conception.

CHRONIQUE, *adj. des deux g.* Qui dure long-temps. Se dit des maladies qui parcourent lentement leurs périodes, par opposition aux maladies aiguës, qui se terminent promptement.

CIRCONVOLUTIONS, *s. f. pl.* S'entortiller autour. On appelle circonvolutions intestinales, les contours que forment les intestins dans l'abdomen, en se repliant sur eux-mêmes.

CIRCULAIRE, *adj. des deux g.* Décrivant un cercle.

COELIAQUE ou CÉLIAQUE. Artère céliaque, artère épigastrique du professeur Chaussier : elle est placée au-dessus du pancréas et derrière la partie supérieure de l'estomac; elle naît de la partie antérieure de l'aorte ventrale, au moment où celle-ci passe entre les piliers du diaphragme, et bientôt se divise en trois branches qui sont, la coronaire stomachique,

l'hépatique et la splénique. C'est à ce tronc artériel
qu'on doit la sensation quelquefois très-inquiétante
du battement qu'on éprouve dans le creux de l'estomac.

COHÉSION, *s. f.* Adhérence ou force qui unit deux corps.
Effet de l'attraction, selon les newtoniens.

COLATURE, *s. f.* Liqueur filtrée ou coulée. Action de
filtrer avec un couloir.

COLONNE vertébrale, *s. f.* Réunion de toutes les vertèbres
superposées les unes aux autres, que le vulgaire
nomme l'épine du dos, s'étendant de haut en bas,
de la base du crâne à l'os sacrum qui la termine, située
à la partie postérieure du corps, soutenant tout le
tronc et le cou, supportant la tête, etc.

COMPLEXE, *adj. des deux g.* Qui embrasse, qui contient
plusieurs choses, par opposition à simple; autrement, composé de plusieurs.

CONCAVE, *adj. des deux g.* Qui est creux et rond. La cavité
est l'intérieur de la concavité ou des corps concaves.

CONCENTRATION, *s. f.* Action d'une réunion vers le
centre.

CÔNE, *s. m.* Pyramide en base circulaire.

CONJECTURAL, E, *adj.* Qui n'est fondé que sur des
conjectures.

CONJONCTIVE, *s. f.* Nom de la membrane muqueuse,
qui unit le globe de l'œil aux paupières. Elle recouvre
tout le blanc de l'œil, et généralement tout l'intérieur des paupières, communiquant avec la muqueuse des narines (pituitaire), par le canal nasal.

CONNIVENTES, *adj. f. Voyez* VALVULES.

CONSÉCUTIVEMENT, *adv.* Tout de suite, immédiatement après, selon l'ordre du temps. Il a eu consécutivement deux hémorrhagies.

CONTACT, *s. m.* Attouchement, état de corps qui se
touchent.

CONTRACTILE, *adj.* Qui a de la contractilité.

CONTRACTILITÉ, *s. f.* Puissance par laquelle un corps revient sur lui-même après avoir été tendu (Contractilité musculaire).

CONTRACTION, *s. f.* Action ou mouvement des muscles, des nerfs qui se retirent. Action des artères et du cœur qui se rétrécissent.

CONVERGENCE, *s. f.* Rayons ou lignes partant de points différens, pour se rendre à un point unique.

CONVEXE, *adj. des deux g.* Se dit des corps dont la surface externe est courbe; par exemple, d'une sphère, du contour d'une boule.

CONVULSIF, IVE, *adj.* Qui donne des convulsions.

CONVULSION, *s. f.* Secouer, ébranler; contraction et relâchement alternatifs, involontaires et momentanés des muscles.

CORDIAL, E, *adj.* Les cordiaux sont des remèdes propres à ranimer promptement les forces, et à fortifier le cœur.

CORROSIF, IVE, ou Corrodant, ante, *adj.* et *s. m.* Substances qui rongent les parties solides sur lesquelles on les applique.

COSMOPOLITE, *s. m.* Citoyen du monde. Le cosmopolite regarde l'univers comme sa patrie; il n'a point de domicile fixe, et vit dans tous les climats.

CRISE, *s. f.* Mouvement subit, accompagné de trouble, qui termine la lutte entre la nature et la maladie, et décide de la mort ou de la guérison du malade; ou bien un combat violent que la nature livre à la maladie, pour se débarrasser de ce qui l'incommode.

CRISPATION, *s. f.* Rider et crisper sont même chose. La crispation est un resserrement spasmodique qui survient dans certaines parties, soit spontanément, soit sous l'influence de certaines causes morbifiques,

ou de quelque agent thérapeutique. On dit que les
vaisseaux capillaires d'une plaie sont crispés , lorsqu'immédiatement après une opération, le sang ne
s'en échappe pas. On dit de la peau, qu'elle est cris-
pée, lorsqu'elle fait ce qu'on appelle vulgairement la
peau de poule. On nomme crispation des nerfs , les
mouvemens convulsifs des parties internes ou externes , plus légères que les convulsions.

CRYPTE , *s. f.* Se dit en anatomie , des follicules glanduleux , dont le centre forme une petite fosse , ayant
un orifice extérieur.

CURATION, *s. f.* Manière de traiter et guérir une maladie.

CURE, *s. f.* Guérison d'une maladie.

CURATIF, IVE , *adj.* Remèdes ou moyens employés pour
guérir, pour les distinguer des préservatifs.

CUTANÉ, E, *adj. des deux g.* Qui appartient à la peau.
Maladie cutanée (dartres, gale). Vaisseaux cutanés
(sanguins, lymphatiques , absorbans et exhalans).

CYLINDRE, *s. m.* Corps allongé , ayant deux extrémités
planes et parallèles , et une surface circulaire et
convexe.

D.

DARTRE, Herpes des anciens , *s. f.* Maladie de la peau,
ainsi nommée parce qu'elle ronge la place , ou parce
qu'elle s'étend de plus en plus. On en distingue
quatre espèces, et plus , d'après quelques auteurs.

DÉGÉNÉRESCENCE ou Dégénération ; *s. f.* Changement
dans l'essence d'un corps quelconque qui se dété-
riore. La dégénérescence , en médecine , est l'altération des solides ou des fluides, qui changent de
texture et de qualités , et en acquièrent de nouvelles,
qui sont essentiellement morbides , comme les can-
céreuses , les tuberculeuses , etc.

DÉGLUTITION, *s. f.* Avaler, engloutir, action d'avaler.

DÉLAYANT, ANTE, *s. m.* et *adj*. Remèdes auxquels on attribue la propriété de rendre les tumeurs plus fluides. L'eau est le meilleur de tous les délayans.

DÉPRIMER, *v. a.* Enfoncer, abaisser.

DÉRIVATIF, IVE, *adj*. Saignée ou vésicatoire, etc., qui sert à opérer la dérivation.

DÉRIVATION, *s. f.* Détour qu'on fait prendre au sang, à une humeur, etc., en les attirant vers les parties voisines. Ainsi, dans l'odontalgie, un vésicatoire à la nuque ou derrière les oreilles, détourne l'humeur qu'on croit s'être jetée sur les dents ; ou mieux, dérive la sensibilité en la développant sur un autre point.

DÉSORGANISATION, *s. f.* Altération complète dans la structure des organes, ou même destruction de leurs tissus. La désorganisation a lieu dans les dégénérescences, dans la gangrène, et dans certains ulcères primitifs.

DÉVIANT, *adj*. Détournant du chemin direct, quittant la voie rectiligne.

DIAGNOSTIQUE, *s. m.* et *adj. des deux g.* Connoissance des signes qui eux-mêmes nous font connoître, discerner les caractères propres d'une maladie.

DIAMÈTRE, *s. m.* Ligne droite qui passe par le centre d'un cercle, et se termine de part et d'autre à la circonférence.

DIAPHRAGME, *s. m.* Nom d'un grand et large plan musculeux, qui sépare la poitrine du bas-ventre, et dont la direction est transversale, et la position horizontale.

DIFFUSIBLE, *adj*. On applique cette épithète aux médicamens volatils. Ainsi l'on dit souvent que l'éther est diffusible ; que les huiles volatiles et le musc, le sont également ; que les préparations ammoniacales sont des excitans, des toniques diffusibles.

DILATATION, *s. f.* Extension, relâchement, augmentation de volume.

DILATER, *verb. a.* Etendre, gonfler, relâcher.

DISSOLUTION, *s. f.* Opération par laquelle les parties d'un corps solide sont séparées les unes des autres par un fluide avec lequel elles se combinent, pour se réduire en un liquide plus ou moins épais.

DISSOLVANT, E, *s. m.* et *adj.* Qui a la propriété de dissoudre.

DISSOUDRE, *v. a.* Propriété dissolvante d'un fluide sur un solide.

DOLENT, E, *adj.* Mal douloureux. — Indolent ou sans douleur.

E.

ECCHYMOSE, *s. f.* Sang répandu dans l'épaisseur de la peau ou des membranes, leur communiquant une couleur rouge, violette, etc., plus ou moins foncée.

ECCOPROTIQUES, *s. m. pl.* et *adj.* Se dit des purgatifs doux, dont l'action se borne à évacuer le canal intestinal.

ECLECTIQUES, *ad. pl.* Les anciens nommoient ainsi les médecins qui choisissoient parmi les diverses sectes les opinions qui leur sembloient les plus conformes à la raison, et dont l'expérience avoit constaté la bonté : Archigène fut un des plus fameux *éclectiques*.

ECLECTISME, *s. m.* Avoir un discernement propre au choix raisonné des points les meilleurs parmi les diverses méthodes, c'est avoir de l'éclectisme, c'est ne point être exclusif. Tout médecin qui n'est pas bien persuadé de l'infaillibilité d'une doctrine, se range au parti des éclectiques.

ECONOMIE animale, *s. f.* Ensemble des lois qui régissent l'organisation des animaux.

ELABORATION, *s. f.* Opération ou travail par lequel la

nature perfectionne les sucs, tels que le chyle ; etc.

ÉLABORER, *v. a.* Perfectionner graduellement les sucs, en parlant des opérations de la nature.

ÉLASTIQUE, *adj.* Corps cédant à une compression, et reprenant son état quand l'action compressive cesse.

ÉMANANT, *partic.* Qui naît, sort d'un principe.

ÉMANATION, *s. f.* Se dit de la lumière qui vient du soleil, des odeurs qui s'exhalent des corps, des miasmes contagieux qui sortent des marais et des substances en putréfaction. Effluve est synonyme d'émanation.

EMMÉNAGOGUES, *s. m. pl.* et *adj.* Remèdes qui provoquent les menstrues ou écoulement des mois, des ordinaires, etc.

ÉMOLLIENT, ENTE, *s.* et *adj.* Remède qui, par une chaleur modérée, adoucit, relâche et ramollit les parties trop tendues.

EMPIRIQUE, *s. m.* Médecin ne suivant que l'expérience sans adopter aucune théorie. On désigne communément aujourd'hui les charlatans par ce nom; mais on leur fait trop d'honneur.

ENGORGEMENT, *s. m.* Embarras qui se forme dans les vaisseaux d'une partie, et y cause une augmentation de volume.

ENTÉRITE, *s. f.* Entéritis, inflammation des intestins.

ENTOZOAIRES, *s. m. pl.* Vers intestinaux.

ÉPIDERME, *s. m.* Pellicule fine, transparente, insensible, qui recouvre la peau et la membrane muqueuse de l'homme : c'est ce qu'enlève le vésicatoire, ou l'eau bouillante appliquée à la peau.

ÉPIGASTRE, *s. m.* Partie supérieure et moyenne du bas-ventre (creux de l'estomac).

ÉPISPASTIQUES, *s. m. pl.* et *adj.* Médicamens qui attirent fortement les humeurs vers les parties sur lesquelles on les applique ; telles sont les cantharides qui font la base des vésicatoires, le saint-bois, les diverses tithymales, etc.

ÉPIZOOTIE, *s. f.* Maladie contagieuse des bestiaux.

ÉQUILIBRE, *s. m.* Juste proportion entre les diverses fonctions, entre les fluides et les solides.

ÉRÉTHISME, *s. f.* Irritation, orgasme. (Voyez ces mots.)

ÉROSION, *s. f.* Action de toute substance médicamenteuse ou virulente, qui ronge une partie.

ÉTIOLOGIE, *s. f.* Partie de la pathologie qui a pour objet la connoissance des causes des maladies.

ÉVACUAS ou ÉVACUATIFS, *s. m. pl.* Remèdes qui provoquent des évacuations par haut, par bas, ou par toute l'habitude du corps.

ÉVACUATION, *s. f.* Décharge ou expulsion de matières, d'excrémens, qui se fait de tout le corps ou de quelqu'une de ses parties.

EXALTATION, *s. f.* Élévation considérable du pouls, et accroissement extrême des symptômes d'une maladie ou de l'action des organes.

EXANTHÈMES, *s. m. pl.* Toute sorte d'éruption à la peau, comme pustules, vésicules, pétéchies, taches, tubercules, rousseur, millet, petite vérole, rougeole, scarlatine, dartres, gale, etc.

EXCAVATION, *s. f.* Enfoncement qu'on observe à la surface de certains organes; au bassin, par exemple.

EXCORIATION, *s. f.* Écorchure, plaie qui ne pénètre que légèrement.

EXCRÉTER, *verb.* Donner issue au superflu des humeurs et excrémens divers.

EXHALAISON, *s. f.* Fluides ou vapeurs, produit de l'exhalation des corps inertes ou animés, en pourriture ou autrement.

EXHALATION, *s. f.* Action par laquelle les fluides sont chassés des tissus des corps.

EXHALANS,

EXHALANS, *s. m. pl.* et *adj.* Vaisseaux ou pores par lesquels se fait l'exhalation.

EXPECTATION, *s. f.* Méthode qui consiste à observer la marche des maladies, à éloigner ce qui pourroit la déranger, sans prescrire de médicamens actifs, à moins qu'ils ne soient impérieusement indiqués. La méthode agissante est opposée à l'expectante.

EXPUITION, *s. f.* Action de rejeter les matières accumulées dans le pharynx et le larynx (cracher).

EXPULSION, *s. f.* Pulsion ou poussement au dehors.

EXUBÉRANCE, *s. f.* Surabondance, abondance inutile, gênante.

F.

FACTICE, *adj. des deux g.* Artificiel, fait par art, qui n'est pas naturel.

FÉBRIFUGES, *s. m.* et *adj. des deux g.* Médicamens qui ont la vertu de guérir les fièvres.

FERMENT, *s. m.* Levain; matière qui, mêlée en très-petite quantité dans un mixte, y excite un mouvement de fermentation.

FÉTIDE, *adj. des deux g.* Puant, qui a une odeur désagréable de pourriture.

FEUILLETS, *s. m. pl.* Lames minces appartenant aux fausses membranes et au tissu cellulaire.

FIBRE, *s. f.* Nom des filamens déliés, élastiques, extensibles, et diversement dirigés, dont sont composées les diverses parties du corps de l'animal.

FIBREUX, EUSE, *adj.* Composé de fibres.

FIBRILLE, *s. f.* Petite fibre, dont on a fait fibrillaire, *adj.*, qui a rapport aux petites fibres ; contractilité fibrillaire.

FIBRINE, *s. f.* Partie fibreuse du sang, se séparant du caillot, quand on l'agite ; matière tenace, et se reti-

rant à un feu violent ; constituant le tissu des muscles , et devenant le siége de l'irritabilité. La fibrine
est une chair coulante.

FLATUOSITÉ , *s. f*. Vents dans le corps, qui causent des
borborygmes , et qu'on rend par haut ou par bas.

FLEGMON ou PHLEGMON, *s. m*. Flegmasie ou inflammation du tissu cellulaire , accompagnée de rougeur, de
tumeur et de douleur , d'abord tensive , puis pulsative , et enfin gravative.

FLEGMONEUX ou PHLEGMONEUX , *adj*. Qui est de la nature du flegmon.

FLOGOSE , voyez PHLOGOSE.

FLUIDE , *s. m*. et *adj*. Se dit en physique des corps dont
les molécules intégrantes sont si foiblement liées entre
elles , qu'elles se meuvent facilement les unes sur les
autres dans la masse qu'elles forment, et qu'elles se
séparent, quand elles sont abandonnées à elles-mêmes
par les seules forces auxquelles elles obéissent. On
donne le nom de fluide aériforme à ceux qui ressem-
blent à l'atmosphère , qui cèdent, s'étendent, se resserrent par la variation des forces comprimantes , et
tendent toujours à occuper les espaces vides où on les
enferme. On peut donc diviser les fluides en deux
classes , les liquides, et les gas ou vapeurs.

FOLLICULE, *s. m*. et *f*. En anatomie, glande simple, et
sans autre appareil qu'une membrane creusée d'une
petite cavité vésiculaire, où se dépose une humeur qui
en sort par un orifice particulier , après y avoir subi
une élaboration ; *follicules* ou *crypte*.

FOLLICULEUX, EUSE, *adj*. Composé de follicules.

FORMULE , *s. f*. Manière de dispenser ou d'ordonner les
drogues tant simples que composées.

FREIN, *s. m*. Ligament membraneux qui bride ou re-
tient une partie ; frein ou filet de la langue.

Furoncle, ou Froncle, ou Clou, *s. m*. Espèce de phlegmon rouge, dur, douloureux, qui s'élève en pointe, de la grosseur d'une petite cerise jusqu'à celle d'un œuf.

Futile, *adj. des deux g*. Frivole, qui est de peu de conséquence, de peu de considération; raison futile, discours futile.

G.

Ganglion, *s. m.* En anatomie, petits nœuds ou pelotons formés dans différentes parties du corps, par la réunion de plusieurs nerfs qui se rencontrent; en chirurgie, c'est une tumeur dure et indolente, ronde ou oblongue, quelquefois inégale, sans changement de couleur à la peau, qui se forme aux tendons des poignets, des pieds et des mains.

Gas, *s. m.* Vapeur, fluide gaseux, vaporeux.

Gastrite, Gastritis, *s. f*. Inflammation de l'estomac ou gaster.

Gastro-entérite, *idem*, de l'estomac et des intestins.

Gastro-épatique, *adj*. Qui a rapport au foie et au gaster.

Gerçure, *s. f*. Fente ou crevasse qui arrive quelquefois aux lèvres, aux narines, aux mains, à la langue, etc.

Glaire, *s. f*. Humeur blanche, gluante, visqueuse, à peu près comme le blanc d'œuf non cuit; mucosité engendrée dans le corps humain par quelque cause morbifique; c'est du mucus imparfait, et, pour ainsi dire, cru, produit de l'irritation ou de l'inflammation.

Glande, *s. f*. Organe d'une texture molle, grenue, lobuleuse, recouvert d'une membrane, et destiné à séparer du sang quelque liquide particulier, ou seulement à perfectionner et élaborer la lymphe.

Gravative, *adj*. Espèce de douleur accompagnée d'un sentiment de pesanteur.

(164)

Grêle , *adj. des deux g.* Long et menu , délié , mince.

Gustation , *s. f.* Exercice du sens, du goût ; perception
des saveurs.

H.

Hémorragie où Emorragie , *s. f.* Perte de sang causée
par rupture des vaisseaux sanguins , ou par une exaltation locale ou générale de la circulation.

Hétérogène , *adj. des deux g.* De différente nature ,
différent genre.

Homogène , *adj. des deux g.* Semblable , de même
genre, de même nature, de même espèce ; de là,
homogénéité, qualité homogène.

Horizon, *s. m.* Grand cercle qui coupe la sphère en deux
parties égales, l'une supérieure, l'autre inférieure ;
cercle qui termine la partie de la surface de la terre
jusqu'à laquelle notre vue peut s'étendre. — Hori-
zontal, e, *adj.* Parallèle à l'horizon.

Hydrocianique, *adj. m.* Nom nouveau de l'acide prussique.

Hygiène, *s. f.* Partie de la médecine qui a pour objet de
conserver la santé et de prévenir les maladies ; elle
règle le choix et l'usage des choses qui , par leur influence , changent, modifient ou altèrent l'économie
animale , tels que l'air , les alimens, le travail , le repos, le sommeil, la veille , les évacuations et les passions de l'âme.

Hypocondres, *s. m. pl.* Nom des parties supérieures et
latérales de l'abdomen, sous les fausses côtes, qui sont
presque toutes cartilagineuses.

Hypogastre , *s. m.* Partie inférieure du bas-ventre ,
qu'on divise elle-même en trois parties, une moyenne
appelée le pubis, et deux latérales qu'on nomme les
aînes. — Hypogastrique, *adj. des deux g.* Qui a
rapport à l'hypogastre.

I.

IDIOSYNCRASIE, *s. f.* Tempérament propre de chaque individu, qui produit des affections toutes particulières et différentes, toutes choses égales du reste, de celles des autres individus.

IGNITION, *s. f.* Action de brûler.

IMPÉRITIE, *s. f.* Inexpérience, manque d'habitude, ignorance.

IMPRÉGNATION, *s. f.* Opération par laquelle une liqueur se charge de substances étrangères, par exemple, des vertus d'un médicament qu'on y fait macérer, infuser, ou bouillir; opération par laquelle un liquide s'unit intimément à un solide : les alimens s'imprégnent de salive, de bile, etc.

IMPRÉGNÉ, ÉE, *part.* Alimens ou liquides qui sont imprégnés.

INDICATION, *s. f.* Tout moyen, en général, pour conserver ou rétablir la santé, pour l'administration d'alimens et de médicamens, ou pour la pratique des opérations.

INFLEXION, *s. f.* Qui est fléchi, dévié de la ligne verticale.

INFLUENCE, *s. f.* Action d'une cause qui concourt à produire une maladie ou une guérison.

INGESTION, *s. f.* Introduction dans le corps d'alimens ou de remèdes.

INJECTION, *s. f.* Jeter dedans ; action d'injecter ou d'introduire : un lavement est une injection. On dit des vaisseaux capillaires, où se montre la pléthore rouge ou jaune, qu'ils sont injectés de sang, de bile, etc.

INNÉ, ÉE, *adj.* Naître avec, née en la chose qu'on tient de la nature.

INSALIVATION, *s. f.* Imprégnation de salive.

INSOLITE, *adj. des deux g.* Qui n'est point d'usage, point usité, contraire à l'usage, aux règles.

INTEMPÉRIE, *s.f.* Dérangement dans la constitution de l'air et des saisons; dérangemens, désordre dans les humeurs du corps.

INTENSITÉ, *s. f.* Degré de force, d'énergie, d'activité de la maladie, de l'inflammation, de la chaleur, de la rougeur, de la douleur, du symptôme, etc.

INTERMISSION, *s.f.* Interruption, discontinuation, intervalle entre deux accès ou deux paroxismes de fièvre, pendant lequel le malade se trouve presque dans l'état naturel, jusqu'au retour de l'accès.

INTERMITTENCE, *s.f.* Interruption du pouls, de la fièvre, etc.

INVERSE, *adj. des deux g.* Une qualité est en raison inverse d'une autre, quand la première augmente, lorsque l'autre diminue.

INVESTIGATION, *s.f.* Moyen de découvrir, explorer et scruter toute chose; s'introduire jusque dans le sanctuaire de la nature.

ISOLATION, *s. f.* Éloignement, isolé, éloigné, écarté.

ISTHME, *s. m.* Entrée d'un conduit; l'isthme du gosier.

ITÉRATIVEMENT, *adv.* Pour la seconde, troisième ou quatrième fois.

J.

JUGULAIRES, *adj. des deux g.* et *s.* Veines et artères jugulaires, ou de la gorge.

L.

LACÉRER, *verb. a.* Déchirer, arracher.

LACIS, *s. m.* Réseau de fil ou de soie. Se dit, en anatomie, d'un entrelacement de vaisseaux, etc.

LACTESCENT, E, *adj.* Qui est semblable à du lait.

LARYNX, *s. m.* Partie supérieure de la trachée artère, ou du canal par lequel l'air est introduit dans les poumons et la voix formée.

LATÉRAL, E, *adj*. Côté droit ou gauche d'un corps; le côté droit ou la partie latérale droite. L'oreille droite est située à la partie latérale droite de la tête, et la gauche, à la partie latérale gauche.

LENTICULAIRE, *adj. des deux g*. Qui a la forme d'une lentille.

LÉSION, *s. f*. Ce mot est synonyme de dérangement, de trouble; il désigne toute altération survenue, soit dans l'exercice des fonctions, soit dans la texture des organes.

LIMPIDE, *adj. des deux g*. Liquide, clair, qui n'est point du tout troublé. L'eau pure de source et l'eau simple distillée, sont limpides.

LOBE, *s. m*. Toute portion détachée du viscère, dont elle fait partie intégrante.

LOCAL, E, *adj*. Sur un lieu circonscrit, borné; sur le lieu même. On fait une saignée locale, en appliquant des sangsues sur le point douloureux.

LONGITUDINAL, E, *adj*. Étendu en long.

LUBRÉFIER ou LUBRIFIER, *verb. a*. Oindre, rendre glissant; le mucus des intestins sert à les lubrifier et à les défendre contre ce qui pourroit les irriter.

LYMPHE, *s, f*. Liquide blanc, comme chargé de gelée et d'albumine, formé d'un mélange de chyle et d'un produit du sang, absorbé dans toutes ses cavités, circulant dans un ordre propre de vaisseaux qu'on nomme lymphatiques.

M.

MACÉRATION, *s. f*. Opération chimique, qui consiste à dissoudre partiellement une substance dans un intermède liquide, dont la température est ordinairement celle de l'atmosphère. On dit que les chairs sont en macération, quand leurs fibres cessent d'être intimément liées par le *gluten* naturel qu'a détruit l'inflammation, et qu'elles semblent baigner dans un liquide dépravé. Quand une membrane se détache facilement des parties sous - jacentes, on dit qu'elle est macérée, etc.

MASTICATION, *s. f.* Action de broyer, de mâcher les alimens pour les imprégner de salive, d'air, et les préparer à la digestion stomacale.

MÉCANISME, *s. m.* Structure ou construction d'un corps, suivant les lois de la mécanique.

MÉDIAN, E, *adj.* Qui est au milieu; ligne médiane, ligne du milieu.

MÉDIASTIN, *s. m.* Cloison membraneuse, formée par l'adossement de deux plèvres (membrane séreuse qui sert d'enveloppe aux poumons comme le péritoine aux intestins), divisant la poitrine en deux parties, l'une droite, l'autre gauche.

MEMBRANE, *s. f.* Toile ou espèce de peau mince : la pelure de pomme de terre ou celle d'oignon, donne une idée de ce qu'est une membrane.

MENSTRUES, *s. f. pl.* Règles, ordinaires, etc. Écoulement de sang qui a lieu chaque mois par la matrice chez les femmes nubiles, qui ne sont ni grosses, ni nourrices.

MÉRIDIENNE, *s, f.* Moment de sommeil qu'on prend vers l'heure de midi, dans les temps chauds. (Nous ne parlerons pas ici de la méridienne astronomique.).

MÉTASTASE, *s. f.* Changement de place et transport de l'affection sur un autre lieu.

MÉTÉORISÉ, E, *adj.* Élevé, rempli d'air. Se dit du bas-ventre gonflé par des gas.

MODIFICATION, *s. f.* Modération, changement apporté dans la manière d'être d'un corps, d'une chose quelconque.

MOLÉCULE, *s. f.* La plus petite partie d'un corps.

MORBIDE, MORBIFIQUE , *adj. des deux g.* Qui tient à la maladie, qui cause , engendre la maladie.

MOTILITÉ, *s. f.* Puissance de se mouvoir,

MUCILAGE, *s. m.* Substance visqueuse, fade, gluante , qu'on tire des racines et des semences de certaines plantes. MUCILAGINEUX , EUSE, *adj.* Qui contient ou qui est de la nature du mucilage. La racine de guimauve, la graine de lin, contiennent du mucilage.

MUCIPARES, *adj.* Glandes mucipares, qui préparent, filtrent le mucus, en le séparant des autres fluides.

MUCOSITÉ, *s. f.* Humeur visqueuse, épaisse, de la nature de la morve.

MUQUEUX, EUSE, *s. m.* et *adj.* Le fluide muqueux, la glande, la membrane muqueuse. Le fluide muqueux peut être comparé au mucilage des végétaux. La morve, qui est un mucus, ressemble beaucoup à ce que l'on obtient de la graine de lin mise à l'eau chaude.

MUSCLE, *s. m.* Organe charnu, fibreux, irritable, contractile, dont les extrémités ordinairement tendineuses ou aponévrotiques, s'implantent aux os qu'elles meuvent en divers sens : toute chair est muscle ou partie de muscle.

MUSCULO-MEMBRANEUX, EUSE, *adj.* Qui tient du muscle et de la membrane.

N.

NAUSÉE, *s. f.* Envie de vomir provenant de dégoût ; ainsi appelée parce qu'on y est sujet sur mer.

NÉCROPSIE ou NÉCROSCOPIE, *s. f.* Examen des organes d'un cadavre humain. (Voyez AUTOPSIE cadavérique.)

NERF, *s. m.* Cordon blanchâtre, d'une forme cylindrique, d'une grosseur peu considérable, composé d'un grand nombre de filamens, enveloppé de tissu cellulaire, divisé comme les vaisseaux en branches et rameaux qui, pour l'ordinaire, se subdivisent et dégénèrent en filamens et en fibrilles d'une petitesse extrême. Les nerfs sont regardés comme les organes du sentiment; on les divise, d'après leur origine, en nerfs du cerveau, de la moelle épinière, et composés. Le premier ordre comprend les nerfs qui sortent par les trous de la base du crâne; ils sont au nombre de douze paires, dont les huit premières se distribuent uniquement à la tête, et les quatre autres à des parties éloignées; le second ordre comprend les nerfs qui sortent par les trous de la colonne vertébrale; ils sont au nombre de trente paires; le troisième ordre comprend les nerfs composés d'un plus ou moins grand nombre de cordons nerveux des deux ordres précédens, qui, par leurs réunions, leurs mélanges, leurs croisemens ou leurs entrelacemens, forment souvent un ganglion ou un plexus, d'où part une nouvelle série de nerfs qui se distribuent et se ramifient dans les divers tissus des parties circonvoisines.

Normal, e, *adj*. Parfait, à la perfection.

Nosocomial, e, *adj*. Qui tient aux hôpitaux. Typhus nosocomial, gangrène nosocomiale, etc.

Nuque, *s. f*. Partie postérieure du cou.

O.

Obésité, *s. f*. Embonpoint excessif qui devient à charge à celui chez lequel il existe. Il y a deux sortes d'obésités, l'une de graisse, l'autre de chair *(graisseuse, polysarcie)*.

Oblique, *adj. des deux g*. Tout ce qui est de biais, incliné, déviant de la ligne verticale. Les géomètres donnent le nom de ligne oblique à celle qui penche plus d'un côté que de l'autre.

OCCULTE, *adj. des deux g*. Caché. Maladie occulte, qui ne montre pas son siége, son caractère.

ODONTALGIE, *s. f*. Douleur de dents.

OFFICINE, *s. f*. Lieu où les apothicaires conservent les drogues médicamenteuses; pharmacie.

OMBILICAL, ALE, *adj*. Qui a rapport à l'ombilic ou nombril. Se dit, en anatomie, d'une région de l'abdomen, qui commence à la hauteur d'une ligne transversale qu'on tireroit des deux dernières fausses côtes d'un côtè à celles de l'autre, en passant au-dessus du nombril, et se termine à la hauteur d'une autre ligne parallèle à la précédente, qu'on tireroit de la partie saillante de a hanche d'un côté à lcelle de l'autre. Cette région se divise en trois parties, une moyenne appelée proprement ombilicale, deux latérales qu'on nomme communément les flancs.

ONCTUEUX, EUSE, *adj*. Huileux, gras.

OPHTALMIE, *s. f*. Inflammation de l'œil ou de l'intérieur des paupières.

ORGANE, *s. m*. Partie de l'animal ou du végétal, destinée à remplir quelques fonctions. Ainsi, l'œil est l'organe de la vision; l'oreille celui de l'audition; l'estomac celui de la digestion; la foie celui de la sécrétion bilieuse; les dents celui de la mastication, etc.

ORGASME, *s. f*. Agitation, mouvement impétueux des humeurs du corps humain, qui cherchent à s'évacuer. On entend aussi par ce mot, l'érection, le gonflement de plusieurs organes. Quand le bout de sein d'une personne est roide et tendu, on dit qu'il est dans un état d'orgasme.

ORIFICE, *s. m*. Toùte ouverture qui sert d'entrée ou de sortie à l'intérieur du corps (la bouche, l'anus); orifice des narines, des oreilles, etc.

OVALE, *adj. des deux g*. Qui est rond et oblong comme l'œuf des gallinacées.

P.

PAPILLE, *s. f.* Petites éminences, semblables aux petits mamelons répandus sur la surface du corps, et particulièrement sur la langue. Ces papilles sont les extrémités des filets nerveux les plus déliés, qui s'épanouïssent sur la muqueuse buccale.

PAPULES, *s. f. pl.* Petites pustules.

PARASITE, *s.* et *adj.* On appelle ainsi les plantes qui s'attachent à d'autres plantes, et les animaux qui se logent dans le corps d'autres animaux, de manière à vivre à leurs dépens. Le gui est une plante parasite ; le pou et les vers intestinaux, des animaux parasites, aussi-bien que ce monsieur qui dîne plus souvent chez autrui que chez lui.

PAROIS ABDOMINALES, *s. f.* Parties qui entourent et forment la capacité de l'abdomen.

PAROXYSME, *s. m.* Redoublement d'une fièvre continue, accès d'une fièvre intermittente ; retour ou augmentation de toute maladie, soit périodique, soit irrégulière.

PATHOGNOMONIQUE, *adj. des deux g.* Nom qu'on donne aux signes qui indiquent le vrai caractère d'une maladie.

PATHOLOGIE, *s. f.* Partie de la médecine qui traite des maladies, de leurs causes, de leurs symptômes, de leurs signes et de leur classification.

PÉRIODE, *s. f.* Le temps compris entre deux accès ou paroxysmes d'une maladie ; entre les époques des retours des règles.

PÉRIPHÉRIE, *s. f.* Circonférence. On doit entendre ici celle du corps humain.

PÉRISTALTIQUE, *adj. des deux g.* Mouvement par lequel les intestins se contractent, se resserrent, comme les vers qui rampent, etc., de haut en bas. ANTIPÉRISTAL-

TIQUE ou INVERSE DE PÉRISTALTIQUE. De bas en haut. Le vomissement est un mouvement antipéristaltique un peu violent.

PERNICIEUX, EUSE, *adj*. Dangereux, nuisible au plus haut degré.

PHÉNOMÈNE, *s. m.* En médecine, symptôme de maladie ou de santé.

PHLEGMON (Voyez FLEGMON).

PHLOGOSE ou FLOGOSE, *s. f.* Inflammation interne ou externe, accompagnée de chaleur extraordinaire, sans tumeur.

PHLYCTÈNES, *s. m. pl.* Nom qu'on donne aux vessies qui s'élèvent sur la peau, parce qu'elles sont souvent causées par le contact du feu et de l'eau bouillante.

PHYSIOLOGIE, *s. f.* Partie de la médecine qui traite des différentes parties du corps humain, et de leurs fonctions dans l'état de santé.

PITUITAIRE, *adj. des deux g*. Qui fournit la pituite ; humeur chimérique.

PLÉTHORIQUE, *adj. des deux g*. État de pléthore, ou plénitude et surabondance de sang, d'humeurs.

POSTÉRIEUR, *s. m. et adj*. Partie opposée à l'antérieure ; le derrière du corps.

PROCRÉATION, *s. f.* Génération.

PROPHYLACTIQUE, *s. f. et adj*. Partie de la médecine qui a pour objet de préserver des maladies ; nom des remèdes propres à l'effet.

PROPRIÉTÉS VITALES, *s. f.* Propriétés qui se développent dans certains corps par l'effet de l'organisation en action ; telles sont la caloricité, la sensibilité et la motilité, etc.

PRURIT, *s. m.* Démangeaison qu'on ressent à la peau, comme dans la gale, les dartres, etc.

PRUSSIQUE, *adj*. Nom d'un acide particulier qu'on obtient par la distillation du sang, et dont la combinaison avec le fer, donne le bleu de Prusse.

PULSATIVE, *adj*. Douleur avec pulsation des artères, ou bien qui est excitée ou augmentée par la pulsation artérielle.

PUSTULE, *s. f.* Petite tumeur inflammatoire qui se termine par suppuration : tels sont les boutons de la petite vérole, etc. Les boutons qui viennent souvent à la poitrine et au front des jeunes gens, sont des pustules.

PUTRÉFACTION, *s. f.* Qui fait la pourriture : ces deux termes sont synonymes.

PYRÉTIQUE, *s.* et *adj*. Noms des accès de fièvre et des remèdes contre la fièvre.

PYROSIE, *s. f.* Douleur de l'épigastre, avec sentiment d'ardeur brûlante, et regorgement d'une grande quantité d'eau chaude, communément insipide, quelquefois âcre, etc.

Q.

QUADRILATÈRE, *adj. des deux g.* et *s. m.* Qui a quatre parties latérales, ou quatre côtés.

R.

RADICULE, *s. f.* Dimin. Petite racine.

RAPPORT, *s. m.* Vapeurs et fluides qui s'élèvent de l'intérieur de l'estomac à la bouche pendant la digestion.

RATIONNEL, LE, *adj*. Raisonnable, conforme à la raison.

RECTITUDE, *s. f.* Avoir de la rectitude, se tenir droit.

RÉPERCUSSION, *s. f.* Action par laquelle les humeurs en mouvement pour sortir, sont repoussées en dedans.

RÉPLÉTION, *s. f.* Plénitude, trop grande abondance d'humeurs.

RÉSEAU, *s. m.* Entrelacement de vaisseaux sanguins, de fibres ou de nerfs, qui forment une espèce de filet, de rets.

RÉSIDU, *s. m.* Ce qui reste, ce qu'il y a de trop après l'élaboration.

RESSORT, *s. m.* Effort des corps élastiques, pour se rétablir dans leur état naturel, lorsqu'ils ont été comprimés ou tendus par une puissance quelconque.

RÉVULSION, *s. f.* Retour des humeurs : mouvement qu'on leur imprime pour les détourner ou les rappeler des parties sur lesquelles elles se jettent.

ROT, *s. m.* Flatuosité qui s'élève de l'estomac, et s'échappe par la bouche avec un bruit désagréable.

S.

SABURRES, *s. f. pl.* Liquides altérés, contenus dans l'estomac et le duodénum, se manifestant par la saleté de la langue.

SACRUM, *s. m.* Nom d'un os impair, qui termine inférieurement la colonne vertébrale, et ferme postérieurement le *bassin*.

SAIGNÉE locale, *s. f.* Saignée pratiquée sur le lieu même où est le mal.

SÉBACÉE, *adj. f.* Suif; sécrétant une humeur semblable à du suif; glandes et follicules sébacées de la peau.

SÉCRÉTION, *s. f.* Fonction par laquelle les glandes prennent, dans le sang, les matériaux d'un liquide de nouvelle formation, tels que le lait, la bile, la salive, etc., etc.

SÉREUX, EUSE, *adj.* Qui abonde en sérosité.

SÉROSITÉ, *s. f.* Nom donné à la partie la plus aqueuse des humeurs animales, exhalée par les membranes séreuses, et qui fait partie constituante du lait et du sang. C'est à cette humeur qu'un charlatan de nos jours fait jouer un si grand rôle dans toutes les maladies du corps humain, qu'il prétend guérir radicalement par un poison purgatif, qu'il nomme médecine curative.

SIMULTANÉMENT, *adj*. Ensemble dans l'exécution de deux fonctions, ou dans l'action de médicamens divers.

SOMNOLENCE, *s. f*. Suppression de l'action des sens, de l'entendement et de la locomotion ; sommeil continuel, dont il est facile de distraire le malade, mais où il retombe malgré lui.

SOUPLE, *adj. des deux g*. Qui ploie facilement, qui a du corps avec de la mollesse.

SPASME, *s. m*. Contraction continue, peu forte, mais involontaire des muscles ; premier degré de la convulsion.

SPÉCIFIQUE, *s. m*. et *adj. des deux g*. Nom des médicamens crus propres à détruire les causes de certaines maladies.

SPHINCTER, *s. m*. Nom de certains muscles à forme d'anneau, ainsi nommés parce qu'ils servent à resserrer et à fermer les passages et conduits naturels.

SPONTANÉ, ÉE, *adj*. Qui s'exécute sans la participation de la volonté, qui survient sans cause manifeste.

SPORADIQUE, *adj. des deux g*. Maladie qui règne en tout temps, en tous lieux, et qui attaque toute sorte de personnes.

STIMULANT, ANTE, *adj*. Epithète des médicamens qui ont la propriété d'exciter l'action organique des divers systèmes de l'économie.

STIMULUS, *mot latin*. On comprend, sous cette dénomination, tout ce qui est propre à produire une stimulation ou excitation dans l'économie animale.

STRUCTURE,

STRUCTURE, *s. f.* Arrangement des parties dont le corps humain est composé.

SUBSTANCE, *s. f.* Etre qui subsiste par lui-même.

SUCS, *s. m. pl.* Fluides du corps humain en général. La bile est le suc bilieux, la salive le suc sali-vaire, etc.

SUCCION, *s. f.* Action de sucer ou d'attirer un liquide dans la bouche, en déterminant le vide dans cette cavité, au moyen de l'inspiration.

SUPPRESSION, *s. f.* Empêchement à l'exécution d'une évacuation quelconque.

SYMPATHIE, *s. f.* Correspondance entre certaines parties du corps, qui fait qu'un organe ne peut souffrir, sans que d'autres soient affectés en même temps.

SYMPTÔME, *s. m.* Changement sensible dans un organe ou dans l'organisme en général, qui indique la présence, le caractère et la gravité d'une maladie.

T.

TECHNIQUE, *adj. des deux g.* Propre à un art, qui appartient à un art.

TÉGUMENT, *s. m.* Tout ce qui sert à couvrir, à envelopper : la peau qui recouvre tout le corps, etc.

TEMPÉRATURE, *s. f.* Degré appréciable de chaleur qui régne dans un lieu ou dans un corps.

TENSIF, IVE, *adj.* Qui est tendu par l'abord des fluides, ou par la contraction des fibres. Douleur tensive, avec sentiment de tension ou extension.

TEXTURE, *s. f.* Disposition particulière des molécules, des substances d'un corps.

THÉORIE, *s. f.* Partie spéculative d'une science.

THÉRAPEUTIQUE, *s. f.* Partie de la médecine qui a pour objet le traitement des maladies.

THORACHIQUE, *adj. des deux g.* Qui a rapport au thorax (la poitrine).

Tissu, *s. m.* Entrelacement des parties.

Tonique, *adj. des deux g.* et *s.* Remède qui a la propriété de fortifier.

Trachée-artère, *s. f.* La trachée-artère est la suite du larynx et le commencement des bronches : c'est donc une portion distincte du conduit de l'air aux poumons.

Traction, *s. f.* Action par laquelle une substance motrice attire un corps.

Transformation de tissu, *s. f.* On appelle ainsi, en anatomie physiologique, le changement qui s'opère dans un organe, dont le tissu devient semblable à celui d'un autre.

Transparent, e, *adj.* Au travers de laquelle on peut voir.

Transsudation, *s. f.* Action de passer à travers, en suintant ou suant.

Transversal, e, *adj.* Qui coupe obliquement, qui coupe en travers.

Traumatique, *s.* et *adj. des deux g.* Qui a rapport aux plaies et blessures.

Trituration, *s. f.* Opération de pharmacie, au moyen de laquelle on réduit un médicament en poudre. — Trituration dentaire, au moyen de laquelle on écrase entre les mâchoires les solides que l'on mange.

Trompes d'Eustachi, *s. f.* Canal de l'oreille, qui conduit du pharynx à la caisse du tambour (Partie de l'oreille interne).

Tube, *s. m.* Tuyau, canal, conduit.

Tubercule, *s. m.* Petite tumeur, bosse, nœud de médiocre grosseur, et plus considérable que la pustule.

Tumeur, *s. f.* Éminence; gonflement plus ou moins considérable, développé dans une partie quelconque, par l'effet d'un principe morbifique.

Tunique, *s. f.* Enveloppe; toute production membraneuse qui enveloppe certaines parties du corps.

Typhus, *s. m.* Fièvre ataxique et adynamique, ou bien putride et maligne.

U.

Ulcération, *s. f.* Ulcère superficiel.

Urgent, ente, *adj.* Pressant, qui ne souffre point de retard.

V.

Vacuité, *s. f.* État de vide; absence de tout corps dans une capacité quelconque.

Valvule, *s. f.* Repli de membrane destiné à empêcher la rétrogradation des fluides qui ont passé par le lieu garni de valvules. (*Voyez* Conniventes.)

Veine, *s. f.* Conduit qui rapporte le sang, des extrémités du corps au cœur, d'où il étoit arrivé par les artères. Ce qui distingue les artères des veines, c'est que ces dernières n'ont point de mouvement appréciable, tandis que les premières ont un mouvement de pulsation. Les veines sont les sources qui vont remplir le réservoir (le cœur); tandis que les artères sont des conduits qui arrosent de tous côtés. Bichat compare les veines et les artères à deux arbres très-distincts, quoiqu'identifiés par leurs racines et par tous leurs petits rameaux.

Vermiculaire, *adj. des deux g.* Très-petits vers, ou semblable à de petits vers.

Villeux, euse, *adj.* Comme du velours.

Viscère, *s. m.* Parties de l'animal, contenues dans les cavités splanchniques (crâne, poitrine et bas-ventre), destinées à quelque fonction.

Volatil, e, *adj.* Qui s'élève et se résout en l'air.

Volatilité, *s. f.* Qui est disposé à être volatile.

Z.

ZONE , *s. f.* Nom de chacune des parties du globe ter-
restre , comprises entre deux cercles parallèles à
l'équateur. Ce mot s'emploie dans un sens de comparaison, en médecine.

FIN DU DICTIONNAIRE.

www.ingramcontent.com/pod-product-compliance
Ingram Content Group UK Ltd.
Pitfield, Milton Keynes, MK11 3LW, UK
UKHW010912160726
13695UKWH00007B/582